吴门医派研究文库

吴门医派骨伤科发展史略

名誉主编　龚正丰　惠祝华

主　　编　姜　宏　戴宇祥　马奇翰

　　　　　刘锦涛　陈　华

上海科学技术出版社

图书在版编目（ＣＩＰ）数据

吴门医派骨伤科发展史略 / 姜宏等主编. -- 上海 ：
上海科学技术出版社，2020.9
（吴门医派研究文库）
ISBN 978-7-5478-5061-9

Ⅰ. ①吴… Ⅱ. ①姜… Ⅲ. ①中医伤科学－中医临床
－经验－中国 Ⅳ. ①R274

中国版本图书馆CIP数据核字(2020)第158477号

国家中医药管理局第一批全国中医学术流派传承工作室项目——
吴门医派杂病流派传承项目〔国中医药人教函2012—228号〕

吴门医派研究文库
吴门医派骨伤科发展史略
名誉主编　龚正丰　惠祆华
主　编　姜　宏　戴宇祥　马奇翰　刘锦涛　陈　华

上海世纪出版(集团)有限公司
上海 科 学 技 术 出 版 社　出版、发行
（上海钦州南路 71 号　邮政编码 200235　www.sstp.cn）
浙江新华印刷技术有限公司印刷
开本 787×1092　1/16　印张 11.25　插页 12
字数 160 千字
2020 年 9 月第 1 版　2020 年 9 月第 1 次印刷
ISBN 978－7－5478－5061－9/R·2168
定价：68.00 元

本书如有缺页、错装或坏损等严重质量问题，请向工厂联系调换

编委会名单

内 容 提 要

　　吴门医派骨伤流派源远流长。较之于明清时代吴门医派温病学说及其内科杂病流派的繁盛,骨伤流派亦是独树一帜。吴门医派骨伤科包括葛氏伤科、楚氏伤科、闵氏伤科等流派,最著名的为葛氏伤科,目前已经传承至第四代。本书主要围绕吴门医派骨伤科发展史展开,阐述了吴门医派骨伤科萌芽、发轫、传承与发展,叙述了苏州市中医医院骨伤科简介、历年大事记、代表性医家轶事琐忆等方面,从中介绍吴门医派骨伤科的渊源、发展,代表性医家传略、学术思想、临证经验及常用方药等。

　　本书重点介绍了苏州市中医医院骨伤科对吴门医派葛氏伤科的传承与发展。苏州市中医医院骨伤科是吴门骨伤流派的主阵地、主力军,创建于1956年。其葛氏伤科传承,由葛云彬为创始人,第二代以顾大钧、陈益群为代表,第三代以龚正丰以及贺九龙、邹振和为代表,第四代以姜宏、惠祁华、李宇卫、陈咏真等为代表。其还兼容并蓄吴门其他伤科流派如楚氏伤科、闵氏伤科。在传承葛氏伤科的基础上,历经几十载的传承创新、融合发展,经过几代传承人的共同努力奋斗,已经由以传统的中医正骨治疗为主的科室向中西医并重的现代化骨伤专科转变。60多年来,走出了2名全国老中医药专家学术经验继承工作指导老师、4名江苏省名中医和3名博士生导师,成为当时卫生部国家重点临床专科。

　　本书可供中西医临床医师、中医文献研究者、中医院校师生以及中医爱好者参考阅读。

以史为鉴,更上层楼
(代序言)

今天我捷足先登,读到了《吴门医派骨伤科发展史略》的书稿。是书由苏州市中医医院骨伤科原主任、苏州市吴门医派研究院临床研究部主任姜宏教授担任主编,即将由上海科学技术出版社付梓问世。

我很高兴地翻阅着这本能让人耳目一新的书稿。感觉以苏州市中医医院骨伤科为代表的吴门医派骨伤流派的发展历程很有底蕴,很有特色,读后令人深受启发。

"却顾所来径,苍苍横翠微。"

吴门医派骨伤流派萌芽于元末明初,最具代表性的是明代苏州名医薛己,著有《正体类要》流传于世,开创了中医骨伤科的内治法,对当今仍有重要的临床指导意义。书写一个中医骨伤科团队几代人百余年的发展与奋斗的历程,凝聚了许多中医骨伤科人的心血智慧、实践经验,这样的历史性场景式描述,在全国中医骨伤科界并不多见。

首先,是书基于事实,致敬先辈。书所列举的事件与人物是实实在在的,实属筚路蓝缕,奋斗创业。作为吴门医派骨伤科主阵地的苏州市中医医院骨伤科,建科于 1956 年,以葛云彬、顾大钧、陈益群以及龚正丰等为代表的吴门中医骨伤大家,他们治疗骨折脱位的葛氏整骨手法,不仅对苏州市中医医院骨伤科的发展起到了里程碑式的推动作用,而且也为吴门医派骨伤流派创构了极为丰富的学术内涵和理论体系。作为后来者居上的姜宏博士,更是秉承先辈理念,传承精华,守正创新,及时总结了苏州市中医医院骨伤科发展历程,旨在守望历史,告诉后人,不断创新。

其次,医道多曲途,功夫在诗外。"以铜为镜,可以正衣冠;以史为镜,可以知兴替;以人为镜,可以明得失。"科学技术的进步,总是在历史的发展进程中,不断得到创新和发展；科学的进步，有时竟在"否定之否定规律"之中不断前行。世界是多元化的，历史是多维度的，学科是多交叉的。对此，我们也必须重温历史，回顾历程，打开视野，放眼世界，提倡学术探索，坚持学术守望。从历史与发展、科学与哲学这两个层面，来考量中医骨伤科的过去、现在和未来。

没有弯路，哪来直道。作为吴门医派骨伤流派主力军的苏州市中医医院骨伤科人从困难中，走出了一条光辉大道。1941年5月毛主席在《改造我们的学习》中指出："我们走过了许多弯路，但是错误常常是正确的先导。"是书也给苏州市中医医院骨伤科的发展以较大的启迪。

第三，创新是前进之本。宇宙是无穷无尽的，科学虽在日新月异地不断进步，但我们的认知也仍然十分有限。是书虽然书写骨伤科的发展历程，但书中也有很多创新之处在闪亮。我一直关注姜宏团队的研究动向，他们一直在致力于探索如何用中西医结合保守治疗有手术指征的破裂型、游离型或巨大型的腰椎间盘突出症。姜宏团队对中医药促进突出椎间盘重吸收有着深入的研究与创新性的工作。姜宏创新逆行，他不随波逐流和执着的学术精神，提高了吴门医派骨伤流派与苏州市中医医院骨伤科在全国的知名度。

在我眼中，姜宏是一位进取心很强的骨伤科医生。早在20世纪八九十年代，我就熟悉姜宏，那时他正在上海师从施杞教授攻读硕士和博士研究生学位。他的品学兼优给我留下深刻的印象。

这么多年来，每次在全国学术会议上，姜宏一遇到我，总是虚心好学，向我请教一些临床难点问题。我对他的这种认真学习精神，倍加赞赏。直至2019年1月，他特地推荐他的两名博士研究生俞鹏飞、俞振翰来南宁拜我为师，学习我的韦氏手法技术，我欣然同意收为我的徒弟，并举行了隆重的拜师仪式。在拜师仪式上，姜宏还即兴作诗，予以热烈祝贺。

"多少事，从来急，天地转，光阴迫。一万年太久，只争朝夕。"我真诚地希望，在中国骨伤科学术界，既要与时俱进，以顺应时代潮流与世界潮流，更要响应习近平总书记关于"要遵循中医药的发展规律，传承精华，守正创新"和"坚持中西医并重"的指示，标新立异，拿出有特色的"中国治疗方案"。中学西，西学中，中西并重，跨界合作，共创中国新医学，敢在某些领域发出不同声音，如能这样，中国的骨伤科界，必将迎来又一个科学的春天。

本书是姜宏团队对以苏州市中医医院骨伤科为代表的吴门医派骨伤科的

发展历程所进行的一次较为系统的梳理,它的些许发展脉络,也为广大读者提供了很有价值的参考资料,给临床骨伤科医师提供了一部有实用价值的参考书籍。

乐以为序。

国医大师、广西中医药大学原校长、中华中医药学会骨伤科分会原副会长

韦贵康

2020 年 6 月 13 日

守住记忆，面向未来

（代前言）

习近平总书记指出："历史是最好的教科书，也是最好的清醒剂。"

众所周知，记录历史，主要有两种写法，一种是着重记录历史发展的轨迹沉钩，一种是偏爱叙述人物事件的具体情节。两种写法，各有所长，各有偏废。而两擅其长，既有全局宏观，又有细节微观，当然最为合理翔实，若是这样，难度系数很大。无论如何，是书达不到这样一个水平。但有一点，是书力争从实事求是这一角度出发，来完成撰写。

犹记 1982 年，我和惠礽华同志，作为恢复高考后第一批中医学院的科班毕业生，被分配至苏州市中医医院伤骨科工作。记得当时称之为伤骨科，还不叫骨伤科。时至今日，除去我 20 世纪 80 年代中期到上海学习工作 7 年之外，我与苏州市中医医院骨伤科一起共同走过了 30 多个春秋。

我在骨伤科工作期间，遇到我人生中的两位贵人，他们是陈益群、龚正丰两位科主任。我在做住院医生头两年，几乎天天随他们左右，学习吴门医派骨伤特色，练就中西骨伤技能，钻研临证经验方药。那阵子，每日整骨手法和理筋手法，让每个指尖都长出硬结的茧。往后这么多年来，我一直有幸在他俩的领导下工作、提高和发展；同时在不断领悟做人、做事和做学问的真谛。

光阴似箭，日月如梭。

2002 年 4 月我当选为医院党委委员；2003 年 4 月，我从龚正丰主任手中接过科室管理的接力棒。在医院党政领导和龚正丰主任的大力支持下，我带领和依靠科室全体同志，克服困难，砥砺前行，勇攀高峰，在 2011 年创建成为卫生部国家重点临床专科。

这一路走来，让我见证了科室不同发展时期的峰回路转、波峰曲折、从小到大、从弱到强。我从中也是人生百味，酸甜苦辣皆尝，并逐渐有了以院为家、以科为家的胸怀与情操。实话实说，我当年曾两次被分配留在上海工作，两度拥有上海户籍,上海是我的第二故乡,那里有让我在人生中得以不断奋进的多位贵人——施杞教授及郑效文、杨志良、石印玉教授。

苏州市中医医院骨伤科,是吴门医派伤科流派的主阵地、主力军。吴门医派理论体系及葛氏伤科是吴门医派骨伤流派的底蕴,葛氏伤科依托苏州市中医医院不断传承发展壮大。顾大钧、李宗元及葛建良、葛安良,他们均是葛云彬的嫡传弟子。沿着历史的足迹,寻找尘封的往事。单丝不成线,孤木难成林。他们是我们的一部分,过去是现在的一部分。

历史是有记忆的。只要你留下的痕迹足够深,只要你踏下的脚印足够坚定……葛云彬的"原路往返"骨折复位理论,顾大钧的"伸伸伸——整骨牵引法""指迷茯苓丸治肩痛"和"四君四物加减治伤",陈益群的骨伤"有限手术""脊柱超长过伸塑形夹板治疗胸腰椎骨折"和"超关节铰链活络夹板治疗关节内骨折",龚正丰的"逆损伤机制""踝关节骨折整骨手法""攻下法妙治胸腰伤蓄瘀"等理论与创新,层出不穷,不胜枚举,这些均是我们科室的传家宝。值得一提的是,除以葛氏伤科为主要代表之外,楚氏伤科、闵氏伤科等亦是吴门骨伤的组成部分。

从当初我对骨伤科凝望,迷惘而好奇,到好奇而求索,求索而深思,深思而探真,直至探真而感怀,并立志为之奋斗终身,弹指挥间竟然数十年。到如今,在人生阅历渐丰之际,直感叹:浦江渡,运河边。形胜地,沧桑处。览遗踪,胜读医史言语。几度东风吹世换,悠悠往事随潮去。回首我在创业创新的道路上,经过失败和失望,走过困难和困惑,历经努力和给力,取得成绩和成就,仍要思考和思索……

"看似寻常最奇崛,成如容易却艰辛。"

注重研究中医骨伤科发展史,就是为了更好地注重对中医骨伤科现状的研究,而注重对中医骨伤科现状的研究,就是为了更好地响应习近平总书记的指示——要遵循中医药的发展规律,传承精华,守正创新。我们科室发展的奋斗历程,或许是一首歌、一则笑话、一个故事、一个病例、一台手术、一条理论或一张合影……但无论如何,其背后均书写着我们吴门医派骨伤科人平凡或不平凡的多元的叙事——我们从哪里来,又要到哪里去?

唐代张若虚的《春江花月夜》非常有哲理。诗云:"江畔何人初见月,江月何年初照人……人生代代无穷已,江月年年只相似。不知江月待何人,但见长江送流水。"以苏州市中医医院骨伤科为代表的吴门医派骨伤流派,那些普通而又平凡的一位位医生,也是撑起整个吴门医派骨伤流派大厦的一块块基石。

他们记录了骨伤科发展历程中的点点滴滴。历史没有远去,不能让历史成为一团模糊。历史是一面镜子,它照亮现实,也照亮未来。

联想到电视剧《三国演义》片尾曲:"长江有意化作泪,长江有情起歌声。历史的天空,闪烁几颗星,人间有一股英雄气,在驰骋纵横。"在我们吴门医派骨伤科发展的历史天空,同样也闪烁着无数颗璀璨的星星。她必将沉淀为时代的精神、发展的丰碑、前进的力量。

我以为,书写苏州市中医医院骨伤科的发展历程,正是书写吴门医派骨伤流派的重要途径。骨伤科建科60余年,正好一甲子,那里有吴门医派骨伤流派的精华。但看待历史,总是见仁见智,众说纷纭。作为科室发展的见证者和参与者,我仅从本应宏观叙事的一个侧面,凭借自己的些许记忆、执著与思考,在科室多位同仁的帮助下,坐井观天,挂一漏万,似议非议,有论无论。书中难免有不少错误之处,还恳请大家批评指正,并希望后来者在第二版中给予更正,以对得起流派发展的真实历史,进而书写出更灿烂的明天。

是书或许有百千遗憾,但更有万千动力。"坐地日行八万里,巡天遥看一千河。"工作着是美好的!奋斗着是幸福的!

要守住历史的记忆。完成本书稿时,我重温在2006年10月当科室通过国家中医药管理局全国重点临床专科验收时,我写的那首小诗——

> 波峰坎坷、艰辛努力的风雨人生,我们曾经度过,
> 曲折辉煌、生生不息的发展历程,我们曾经走过,
> 同一个学科同一首歌,同唱继承创新的歌,
> 同一个团队同一个梦,共圆国家重点的梦。
> 这就是我们的大家庭!
> 这就是我们的骨伤科!
> 这就是我们的吴医人!

姜 宏

2020年6月8日识于无锡

2020年7月24日修于苏州

目 录

第一章
吴门医派骨伤科萌芽

第一节　吴门医派简介

苏州是我国的一个外向型经济高度发展的现代化城市,也是一个驰名中外的历史文化名城,自公元前 514 年伍子胥建立阖闾大城起至今,已有 2 500 多年的发展历史。以"苏州"为中心辐射到周边的地域,有着"吴中""东吴""吴门"等之称,历来是人文荟萃、物产富饶的地方。"吴门地域"主要是指江苏省苏南地区以及浙江省杭嘉湖地区范围内的广大区域。虽然历经朝代变更,但是其文化的底蕴一直都在沉淀加深。中国幅员辽阔,历史文明悠久,由于各地地理环境以及地域性的生活资源的差异,不同的习俗和利用方式等,导致了地域性的文化意识形态和生活方式的差异。正因为如此,在其发生发展的历程中涌现出诸多特色鲜明的学说和流派。发源于江南吴地的系统文化成就与传承统一称为吴门之派。而明末以后在此地域逐渐派生、兴起的医学学派称之为"吴门医派"。

吴门医派起源于元末明初,发展于明代,鼎盛于清代,是吴中医学的精华所在,在国内久负盛名。吴门医派以苏州地区为主,影响力辐射到江南一带的广泛地域,是我国中医流派中重要的流派之一,体现了博采众家之所长,又勇于独立创新的学术思想。因其名医名著荟萃、完整系统的继承性创新理论体系以及历代医家的传承有序,素有"吴门医学甲天下"的盛誉。纵观中医学发展史,学术流派层出不穷,但很少有流派像吴门医派这样,对社会和医学的发展具有深远的影响。

吴门医派主要特点有三:

一为名医众多。从起始至今,苏州(吴中)历代都出现过出类拔萃的名医,有史记载的医家有 1 200 余人,其中家族式的传承很多,亦有皇家御医、中医官等达百人之多,如吴医渊源人物:戴思恭、王仲光、韩奕等;温病学说人物:王履、吴有性、叶桂等;吴中世医:葛氏世医、郑氏妇科、韩氏世医、裴氏儿科、闵氏伤科、金氏儿科、尤氏针灸等;苏州儒医:薛生白、徐灵胎、章太炎等;吴门御医:周广、盛寅、钱瑛等。

二为名著荟萃。吴中历代医家都坚持注重整理临证医案并著书立说,为后世留下了大量珍贵的书籍资料,体现了吴中医家的传承睿智和整合中医药资料的思想。历经朝代更迭、传承至今的能够供现代人学习的保留完善的中医学著作依然很丰富。据不完全统计,历代吴医古籍 530 多种,其内容包涵了中医学的多个方面,影响力纵贯着过去、现在乃至未来。正因为吴中历代医家的这种著书、重视传承的做法,使得如今的每一位中医药人依然能读经典、悟妙道,这正是当今中医药人应该感恩先贤的地方。现如今苏州市吴门医派研究院(设于苏州市中医医院)主要工作内容之一就是依托苏州市中医医院图书馆近万册的医学著作,在编写图书目录的基础上,整理和传承吴门医派优秀的著作。

三为学术创新。① 温病学说:首先,温病学派将温病从伤寒中独立出来,纠正了前人的错误,补充了前人在理论上的空白,使温病的治疗摆脱了《伤寒论》的束缚,这本身就是一种巨大的理论创新。其次吴有性创造性地提出"戾气"通过口鼻侵犯人体,使人感染瘟疫,科学地预见了传染病的主要传播途径是从"口鼻而入",奠定了中医传染病学的基础。再者,温病辨证论治的纲领是叶桂提出的卫气营血辨证,补充了传统的"六经辨证"和"八纲辨证"的内容,为中医诊断学的发展做出了突出的贡献。由于这些吴中医家的贡献,温病学说从病因病机到辨证施治有了较为完整的理论体系,对中医学的发展具有巨大的贡献。温病学说于相当长的时期内,在抗感染治疗学方面居世界科技领先的地位。己亥(2019 年)岁末,我国爆发了新型冠状病毒肺炎(COVID-19,以下简称"新冠肺炎")疫情,新型冠状病毒在全球范围内流行肆虐。目前新冠肺炎已被我国列为按甲类传染病管理的乙类传染病,人群普遍易感。迄今为止,对于新冠肺炎的治疗,临床上以对症支持治疗为主,疫苗也处在临床试验阶段。2020 年 6 月 2 日,习近平总书记在主持召开专家学者座谈会时强调指出:"中西医结合、中西药并用,是这次疫情防控的一大特点,也是中医药传承精华、守正创新的生动实践。"而曹雪涛院士在《自然免疫学评论》（*Nature Reviews Immunology*）上发表的一篇关于新冠肺炎述评文章中引述钟南山院士的观点称，中医药治疗新冠肺炎有着确切的临床疗效。在抗击新冠疫情的中医药治疗中，以温病学说为指导理论的中医药辨证治疗，在临床上取得了较好的疗效。苏州本地确诊的 80 余例新冠肺炎患者中，经吴门医派温病理论指导的中医药分期辨治方法诊治的患者有 60 余例，均取得了良好的疗效。② 络病理论：络脉是中医基础理论的组成部分，对络脉病变的描述初见于《内经》，后张仲景在《伤寒杂病论》对络脉有了更为详尽的论述，而清代医家叶桂在《临证指南医案》中提出了"久病入络""久痛入络"等千古名论，引领着络病的临床诊治。叶桂将通络药物应用于具体病案中，提出了诸多的通络治法。后人在叶桂等人的研究基础上，继承和发展了现代络病理论，将络病理论与人体的免疫系统、心血管系统、运动系统等紧密的联合在一起，全面地从人体的微结构来认识络病发生与发展，为多种的疑难病提供了新思路、新方法。③ 胃阴学说理论：叶桂在《临证指南医案》有云"纳食主胃，运化主脾，脾宜升则健，胃宜降则和""太阴湿土，得阳始运，阳明阳土，得阴自安，以脾喜刚燥，胃喜柔润也"。认为脾胃虽同属中土，但两者不能混为一谈。将脾胃分而论之，这是胃阴学说的关键点。并由此提出甘凉柔润、滋养胃阴的学术观点，改进了李东垣刚燥温升、健运脾阳理论的偏颇。

综上所述，在吴门医派形成与发展的过程中，吴门文化的包容性与开放性吸引了优秀的医学学术思想在吴门地区相交融，"甲天下"的吴门医派出现在这片地域是历史的选择，也是必然。吴门医派理论内容极其丰富，通过吴中历代医家有序的传承和不断的努力，最终使得这一中国古代著名的医学流派得以传承至今。同时，吴门医派在其他传统医学上也有涉猎，例如在仲景学说的研究、杂病证治的探讨方面，还有苏派外、妇、儿、针灸等方面，亦提出了大量蕴含着吴门医派特点的治法、理论。由此可见吴门医派并非中医内科一门，而是广概中医临床各科，包含外、妇、儿、针灸、伤科等各个学科。吴门医派长期以来积累了丰富的临床经验，造福广大患病的人群，为百姓的健康做出了巨大贡献。吴门医派的学术成就至今仍指导中医临床实践，是中医学不可磨灭的瑰宝。

（戴宇祥、马奇翰）

第二节 吴门医派骨伤科溯源

骨伤科在古代称为正骨。"正骨"一词虽最早见于元代危亦林《世医得效方》中，但其方法早在唐代以前就有了。《新唐书·百官志》："按摩博士、按摩师，掌教导引之法以除疾，损伤折伤者正之。"宋代《圣济总录》论曰："凡坠堕颠扑，骨节闪脱，不得入臼，遂致磋跌者，急须以手揣搦，复还枢纽。次用药调养，使骨正筋柔，荣卫气血不失常度。加以封裹膏摩，乃其法也。"

宋代设疮肿兼折疡科，正骨属折疡范畴。元、明的太医院都将医学分为十三科。元代十三科为：大方脉、杂医、小方脉、风、产、眼、口齿、咽喉、正骨、金疮肿、针灸、祝由、禁。可知正骨科始设于元代。到了明代，十三科为：大方脉、小方脉、妇人、疮疡、针灸、眼、口齿、咽喉、伤寒、接骨、金镞、按摩、祝由。将正骨改为接骨科，但其治疗范围未变。到了明正德十二年（1517 年），十三科改作十一科，增设了痘疹科，改疮疡为外科，接骨又改为正骨，去金镞、祝由、按摩三科。

中医骨伤源远流长，各地骨伤流派争奇斗艳，精彩纷呈，而吴门中医伤科以深厚的历史文化底蕴，在各地骨伤流派中独树一帜。吴门医派中最早正骨专著《正体类要》为明代御医薛己所著。清代《医宗金鉴·正骨心法要旨》即以此书为主要参考资料，并说："今之正骨科，即古跌打损伤之证也。"提出了正骨八法，即摸法、接法、端法、提法、按法、摩法、推法、拿法。发展至今，有手摸心会、拔伸牵引、旋转屈伸、提按端挤、摇摆触碰、按摩推拿、夹挤分骨、折顶回旋中西医结合新八法。

清代乾隆年间的吴江儒生沈彤，字冠云，号果堂。先后从学于数位名士，以穷经为务，是一位饱学之士。乾隆元年（1736 年），内阁学士吴家麟举荐博学鸿辞，后又举荐修《一统志》《三礼书》，授九品官不就，归乡后与名医徐灵胎友善。又通医理，尤究《内经》，对经络、气血、骨度均有研究。著有《内经本论》《释骨》《气穴考略》。其《释骨》一卷，系取《内经》《甲乙经》中所载人体骨骼的部位形象、名称，逐条加以译考、注释，并纠正前人论述中的一些错误，为中医骨骼解剖专著，收入《沈果堂全集》及《汉阳叶氏从刻医类七种》中。

据《黎里志》记载，清代中叶，吴江黎里汝先根，字天培。其父汝承源，字养蒙,于军中得外科、伤科秘方,每试辄效。先根受其术,治疗多奇中。肢体断折者,可复续,肠胃溃出者能纳入。浙西数郡,咸知其术,士大夫咸慕其名,荐授太医院吏目。族弟汝椿,字佺期,学医于先根,亦以医术闻名。又据《盛湖补志》记载,有汝季民,吴江人,业疡科。其先世有军中伤科秘方,治辄神效。季民更精其术,肢体断折能使复续,远近称之。上述吴江汝氏,开创了吴门伤科史中接骨续断的临床先河。

一、代表医家薛己

(一)薛己生平

薛己(1487—1559),字新甫,号立斋(图1)。江苏吴郡(今江苏苏州)人。薛己家为世医,其父薛铠,字良武,曾任太医院医士,以儿科见长。薛己幼承家学,博览群书,先习儒后从医,早年以疡医闻名于世,后精通内、外、妇、儿诸科,并于内、外、妇、儿诸科均有相应的医学著作。《苏州府志》称:"薛己,性颖异,过目辄成诵,尤殚精方书,于医术无所不通。"

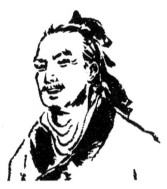

图 1 薛己

正德年间(1506—1521),薛己被选为御医,选拔南京院判。正德元年(1506 年),补为太医院院士,外差居庸关。正德六年(1511 年),薛己回京擢升,任太医院吏目。正德九年(1514 年),薛己任御医。正德十四年(1519 年),薛己升调南京太医院,任正六品院判。嘉靖九年(1530 年),薛己年 44 岁,因"以著述为志,而仕宦之足以妨之也",遂以奉政大夫南京太医院院使正五品致仕归里,肆力著述。薛己离职后,不辞辛苦,常远到嘉兴、四明、下堡、横金等处行医。

薛己离职之后,以"扶困起废、庶光济人"为己任,全身心地投入诊疗及著述工作中。薛己常出诊于嘉兴、四明、苏州一带,他不辞劳苦,对病家有求必应,悉心治疗,每获良效,因而在江浙一带享有盛名。在坚持临床活动的同时,薛己博览群书,深究细研,常"蓬头执卷,绅绎寻思",孜孜不倦地广收资料,并及时加以总结,撰成各种专著。他服膺李东垣,在学诸家之所长的基础上,结合自己的临床实践,形成了自己的学术思想,从而引领了以薛己为先导的明清温补学派,对明清医学发展起到了积极推动作用。

（二）薛己骨伤科学术思想与临证经验

1. 整体观念　薛己是一位全方位的医家，因此在对伤科疾病辨证时，特别重视整体观念，全面考虑肢体损伤对于体内脏腑、气血的影响。他认为伤后局部肿胀疼痛是脏腑、气血病变的标志。因此在伤病上辨证论治时，务求脉理、应审虚实、明察脏腑、辨别气血等变化。

（1）从气血论治：气和血是人体最基本的物质，人体功能的正常运行有赖于气的推动和温煦，也离不开血的滋养濡润。体内气虚的盈亏，往往会出现不同的病症反映。所以在临床论治时，薛己尤为重视气血盛衰的审察。《正体类要》中关于伤科疾患的气血辨证论述较为翔实，主要包括气虚、血虚、气血两虚及气滞血瘀等证。书中亦多以气血的盛衰命名章节标题，如血脱烦躁、血虚发躁、血虚烦躁等。薛己认为气血虚在伤科疾患中较为常见，其曰："余治百余人，其杖后血气不虚者，唯此一人耳。"薛己认为补益气血是治疗伤科疾患的根本，因此《正体类要》中记载的治疗伤科疾患的补气养血活血类方药较多，主要包括八珍汤、十全大补汤、独参汤、四物汤、圣愈汤、当归补血汤和归脾汤等。此外，《正体类要》中也有"宜先清肝养血，则瘀血不致凝滞，肌肉不致遍溃""患处如有瘀血，止宜砭去，服壮元气之剂"等论述，说明在补益气血的基础上，瘀血的致病重要性也不容忽视。

（2）从痰饮论治：痰饮是机体水液代谢障碍所产生的病理产物，外伤作用于人体，影响脏腑功能时，津液输布障碍而出现津聚成饮，饮凝成痰，痰饮内生，成为伤科疾患的致病原因。《正体类要》对于痰饮致病论述道："头痛而兼眩。"多由痰所致，当采用"生肝血补脾气"之法。若因"痰火盛"所导致的"作呕"，宜采用二陈、姜炒黄连等化痰清热。

（3）从脏腑论治：脏腑辨证最早创立于张元素，薛己在继承张元素学术思想的同时，将张元素的脏腑辨证方法应用于临床辨证，将脏腑辨证成功地落实到每一个病症上，开拓了脏腑辨证的运用范围。

肝主筋，藏血，主疏泄而调畅气机。薛己遵循《内经》的理论并在此基础上进行发挥，认为："肝藏血，脾统血。盖肝属木，生火侮土，肝火既炽，肝血必伤，脾气必虚。"同时，薛己私淑于李东垣，亦宗其"恶血必归肝"的理论，主张采用疏肝活血之法。

肝藏血，肾藏精，肝肾虚损亦是伤科疾患的病因之一，正如《正体类要》所述"筋骨乍痛"，为"肝肾之气伤"所致；"骨骱接而复脱"为肝肾虚所致，皆宜采用六味地黄丸以补益肝肾。

脾主四肢肌肉,脾胃健运,则肌肉壮实,四肢活动有力,伤后容易愈合。薛己崇尚《内经》,又以李东垣的脾胃论为核心,结合自身临床实践,形成了温补脾胃的学术思想和方法,在伤科临床治疗上独树一帜。薛己认为"内伤下血作痛""新肉不生,若患处夭白""食少体倦",皆为由脾胃气虚导致,可采用补中益气汤或六君等以健脾益气。外伤所致"下血不止",则为"脾胃之气脱";若"吐泻不食",则为"脾胃之气败",宜采用调补脾胃之法。

(4)八纲辨证:八纲辨证是指阴、阳、表、里、寒、热、虚、实八种证候类型的辨证方法,从病位、病性、病势方面,系统地反映出证候的基本构成。由于八纲辨证的辨证层次较为笼统,薛己在临床辨证时多将八纲辨证和其他辨证方法结合,从而提升辨证的精准程度。如"肚腹痛"根据症状不同而辨别虚实。"大便不痛,按之痛甚",属实证,方药用加味承气汤下之。若"腹痛按之不痛",属虚证,方药用四物、参、白术补而和之。

(5)经络辨证:经络是人体内气血运行的通道,故外力等因素皆可通过经络而影响周身。如"肝经血滞"导致"畏手摸者",宜采用四物、柴胡、栀子、桃仁、红花以疏肝活血。

2. 治病求本 薛己推崇《内经》"治病必求于本"的学术思想,认为:"凡医者不理脾胃及养血安神,治标不治本,是不明正理也。"治病求本作为薛己的核心思想,贯穿薛己的学术思想始末,为其临床论治的要义。薛己治病求本的学术思想在伤科疾患的临床治疗上主要体现在以下两个方面。

一是治疗必须要准确把握伤病的病因、病机、病症等变化。临床辨证与治疗必须要抓住疾病的本质,即导致疾病的根本原因和主要病机,只有在准确把握的基础上才能准确地判断出治则方案,从而进行下一步的治疗。因肢体损于外,则气血必伤于内,营卫有所不贯,脏腑由之不和,这正是诊断和治伤上求本的体现。

二是在脏腑学说上,强调治伤时必须重视"脾""肾"的功能变化。薛己曰:"真金合而人生,是人亦借土以王(旺)。"这充分说明了"肾"是先天之本和"脾"是后天之本之间的关系。因此在治伤时,薛己喜用"归脾汤""七味白术散"来护脾胃;用"滋肾丸""六味地黄丸"等来固肾本。在其他方子里也均有此二本的含义。这可能是因为他受金代李东垣的调治脾胃以"甘温益中,补土培元"的学术思想以及"气血阴阳,皆其所论"的肾与命门学说影响所致。薛己求本和护脾胃的学术思想,不但影响了几代医家,而且对今日伤科界亦有重要的指导意义。

3. 三期分治法　所谓三期分治法即:"攻""和""补"三法。初期行"攻",中期行"和",后期行"补",近代、现代伤科医家治伤时普遍运用此治伤法。"三期分治"法源于元代王好古,他提出:"治病之道,有三法焉,初中末也……初治之道,法当猛攻;中治之道,法当宽猛相济;末治之道,法当宽缓。"薛己崇尚三法之道,故在《正体类要》中,不论在以证求药中,或是以方论证里,均体现有三法的内涵。他在治伤初期多用"桃核承气汤""加味承气汤"等攻下方药;在中期则投"复元活血汤"等宽猛相济方剂;后期则投"四物汤""四君子汤""八珍汤"和"十全大补汤"等护脾胃、补气血之宽缓方剂。上述这些方剂流传甚广,至今仍被广泛运用。

薛己在临床实践中,博取而不泥学,善于总结自己的或他人的成功和失败的治验。如在治疗骨折脱臼时,就用"接骨散""洪宝丹",同时也借用《本事方》中的"接骨方";治疗肺肾两虚时,用经典的"六味地黄丸",再创加肉桂和五味子而成"八味丸"。薛己用药拟方多结合前辈和旁人的经验古方加之自己的临床经验而成,临床对证用药,每获良效。

（三）薛己《正体类要》对伤科的贡献

薛己治疗伤科疾患学术思想的代表作《正体类要》(图2)成书于明嘉靖八年(1529年)。全书分上、下两卷,上卷为正体主治大法、仆伤之症治验、坠跌金伤治验和汤火所伤治验4门,下卷附诸伤方药。全书记载内伤证治19条大法和治验医案65则(85例),方剂71首。书中强调体表脏腑相关,主用八纲辨证及气血辨证,重脉理,轻部位;重内治,反对单纯用手法和外治法;主张平补,反对应用寒凉药物;治气以补气为主;治血则以补气养血与活血化瘀为主;重点突出脾胃肝肾在伤科病中的重要意义,其重视脾胃不亚于李东垣,重视肝肾有异于丹溪。

《正体类要》以论述一般性软组织损伤的证治经验为主,每一病证后均有临证医案。薛己此编,不侧重于繁复之外治手法,而以内治法为主要治疗手段,强调辨证论治和理法方药在理伤治疗中的正确应用。其总的治则是以补气为主,佐

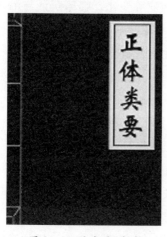

图2　《正体类要》书影

以行气活血,对后世伤科内治法的充实与发展有较大影响。由此薛己开创了外科疾病由虚论治、从内论治的先河。全书理论紧密联系实际,就目前所见资料,这是吴门医派骨伤科史上最早的正骨专著。

薛己认为,大部分外科疾病的成因与内伤虚损一致,均可因不节饮食、起居、七情、房劳,损伤脾胃元气,使邪气得以乘虚而入,发展为病。因此薛己在外科疾病的治则上,指出外科疾病同样需要重视脾胃元气的补益。强调治疗外科疡病,应"以调补为守备之完策,以解利为攻击之权宜",即解利祛邪只是治病的权宜之计,调养补正才是基本大法。同时提出:"疮疡之作,由胃气不调;疮疡之溃,由胃气腐化;疮疡之敛,由胃气荣养。"可见疮疡的发生、亏败、收敛,都与胃气的强弱息息相关。胃气强壮,则"气血凝结者自散,脓瘀已成者自溃,肌肉欲死者自生,肌肉已死者自腐,死肉已溃者自敛"。

纵观历史,中医十三科著作浩如烟海,有关伤科之方论却散在其中部分医籍中,而伤科专著更是寥若晨星。自唐代《外台秘要》起,宋《圣济总录》《太平惠民和剂局方》,包括已成门、章、节的伤科内容的《普济方》,均是收录前人或当代医家的治伤经验方。即使是元代危亦林《世医得效方》,也仅仅是宗承《仙授理伤续断秘方》,而无自己的学术见解。而清代《医宗金鉴·正骨心法要旨》亦系总结前人治伤经验和论述的巨著,也是以《正体类要》为其蓝本,《四库全书》也全部录用了薛己的各种医著,其中包括《正体类要》。

《正体类要》是一本古代少见的、比较全面的、有独立见解的伤科专著,他完全是通过自己临床经验,分析总结上升至理论的医著,如理论性很强的主治大法 19 条,从当时的医书中是抄不到的,只有丰富临床经验的人才总结得出来。31 条扑伤之证、41 条金伤之证和 4 条汤火伤之证,多系薛己自己的临床医案,涉及跌扑损伤、气滞血瘀、肝脾肾虚、亡血瘀血及各种病因引起的脏腑不和之证。这充分说明了薛己是通过总结自己临床实践的成功经验和失败的体会,并加以分析,将其编撰成书,给后人留下了宝贵的医学遗产。今日的伤科医者在治伤时遇到类似的医案时,上述诸症就是极宝贵的借鉴经验。

(四)薛己学派简介及治伤经验

1. 薛己学派简介 明代,薛己、汪机等人在外科学术上是尊陈自明、齐德之为祖宗者。薛己不仅全文注解了陈自明的《外科精要》。汪机也以《外科精要》为蓝本,推崇其学术观点。薛己在外科上的这种学术观点,在正骨科上反映了出来。在他的《正体类要》中,以八纲辨证、补气补血为主,养血活血,也就是后世所称的"平补法"治伤。陆师道在为他的《正体类要》作序时,高度概括了他的学术观点。陆师道说:"世恒言医有十三科,科自专门……而正体科独无其书。岂非接复之功,妙在手法,而按揉之劳,卒鄙为粗工,而莫之讲与? 且肢体损于外,则气血伤于内,营卫有所不贯,脏腑由之不和。岂可纯任手法,而不求之脉理,审其虚实,以施补泻哉!"(《正体类要·序》)薛己等人认为:整复骨折脱位者是粗工不值一谈,而治疗骨折不能单纯依靠手法。其《正体类要》通篇是论骨折损伤的辨证方药疗法,对后世影响深远。但是,正骨科不用手法,不谈外治是行不通的。因此,薛己等人在学术上的偏见即轻外治的观点。在从事正骨科专业队伍中,终于寡合。流传到王肯堂、陈文治等人时,也不得不重申外治法。这些外治法多是《普济方》所录。而王、陈予以照本宣科,于治伤用药,则宗薛己平补为主(尤以陈氏力主补气)。这样,以薛己平补治伤为主的伤科学派,在明代业已形成。到清代,经《医宗金鉴》及沈金鳌的辑录、肯定[沈说:"薛氏之法,所当详审而熟究。"(见《杂病源流犀烛》卷三十)],胡廷光、钱秀昌的运用,从而在正骨伤科中治伤以八纲辨证、平补用药为主自成派系,与伤科少林寺派各显身手。这些,为促进骨伤科的发展,特别是理论的发展做出了贡献。但必须指出的是,由于薛己学术观点的影响,其轻视外科技术也难免谬种流传。

薛己学派以薛己为首,以后有汪机(重外科)、陈文治、沈金鳌(重内科)等人。这一学派与内科上的温补派、外科上的内治派(或称内托派)学术观点上基本相同。伤科薛己学派学术观点主要是以下四点。

(1) 强调整体观念,辨证论治,重脉理,轻部位。

(2) 强调元气作用,治气必以补气为主,补气以脾肝肾为主,治血则补气养血以活血化瘀。

(3) 强调脾胃肝肾的作用,主张健脾培元,固肾治伤。

(4) 以八纲辨证论治为主,重内治,反对单纯手法和外治;主张平补,反对寒凉;用药以四物汤、补中益气汤、八珍汤和六味地黄丸为常用方剂;剂型多为汤、丸、酒、膏。

薛己学派这些学术观点的理论依据,来源于金元时期关于元气、脾肾的学说。如《正体类要》十分强调元气和脾胃作用。薛己把肿痛不消、肌肉坏死、新肉不生、损伤后瘀痛及至出血等损伤的证候,都归因于元气不足,脾胃气虚。后来,气血学说和命门学说的发挥,又支持了薛己的治伤观点。陈文治宗薛己之说,青出于蓝而胜于蓝,他总结薛己的治伤经验说:"大抵跌打损伤之病,全要补气行血。"又说:"大凡损伤,寒凉药一毫俱不可用,盖血见寒则凝也。若饮冷,即血入心即死。"(《疡科选粹》)其实,陈文治是在理论上去迎合薛己和当时内外科界盛行的温补派而已。他自己的实践却选用鸡鸣散治跌伤重症,这也仅反映了当时临床医家学术观点上的矛盾性,可窥见外科界所受的社会压力。后来,沈金鳌说:"古来伤科书甚多,莫善于薛立斋分症主治。"认为《正体类要》的治法是最全面的。及至《正骨心法要旨》治内伤各种兼证,全文引用了薛己的《正体类要》。可见薛己学派的治伤观点对后世影响之大。

薛己派整体观念辨证论治的观点,则受陈自明、齐德之的影响。如《正体类要·序》中说:"且肢体损于外,则气血伤于内,营卫有所不贯,脏腑由之不和,岂可纯任手法,而不求之脉理,审其虚实,以施补泻哉。"汪机也说:"有诸中,然后形诸外,治外遗内,所谓不揣其本而齐其末,殆必已误于人。"(《外科理例·前序》)陈文治也说:"唯看外伤者,当内外兼治。"(《疡科选粹》)沈金鳌也强调:"明乎伤在外而病必及内,其治之法,亦必于经络脏腑间求之,而为之行气,为之行血,不得徒从外涂抹之已也。"(《杂病源流犀烛》卷三十)中国骨科经明清薛己学派再次强调,其整体观念和辨证论治进一步确立。这是薛己学派在骨科上的重要贡献。但他们在强调整体观念的同时,轻视了外治法,也反映了当时外科学上的一种倾向。在薛己学派中,唯独陈文治是比软重视外治及手法者,这是陈文治在薛己学派的独立性。后来,胡廷光、钱秀昌等人,既宗薛己的学说,也守陈文治的常规,促进了骨科受整体观念、辨证论治的指导。

薛己平补派的形成,除了受气血学说和命门学说的影响之外,与他们所处的环境有很大的关系。薛己、陈文治等人,生活在城市集镇,自己是坐堂医生或官医。他们治疗对象不是达官显贵,就是老弱妇孺,或者是跌伤后期的伤员(所列病案可证)。薛己派以补法治伤能自成一家者,这是一个重要因素。

薛己主张平补实则温补。这是《内经》"塞因塞用"治疗原则的实践,也是唐、宋、元历代运用养血舒筋、培元固肾法治伤经验的总结和再实践。他的治疗方法,适用于体弱者、老人以及骨折损伤的中、后期患者。因此,自薛己以后400多年来,都沿用这一疗法。以致少林寺学派也吸收了他的经验,可见其临床实践的价值。

2. 薛己学派治伤经验　明初,杨清叟用"营卫返荣汤"(首乌、当归、芍药、白芷、木通、茴香、乌药、枳壳、甘草)。治一切损伤折跌,强调"顺气匀血",意为平补（《外科集验方》第二）。薛己进一步总结运用四物汤、补中益气汤为主治伤损，也为后世所遵循。这种平补法，在临床运用上，依据内伤的主要症状即肿、痛进行辨证论治。其论治的方法，可用简表括之（表1、表2）。

表1　肿胀的辨证论治

证　型	症　状	方　药
气　虚	青肿不消	补中益气汤
气滞血瘀	肿黯不消	加味逍遥散
血虚内热	肿胀疼痛瘀血作脓	八珍汤加白芷
气血两虚	肿不消、青不退	八珍汤、葱熨法

表2　疼痛的辨证论治

证　型	症　状	方　药
血　虚	痛胀重坠，色青黑或发热，日晡甚	四物或八珍加五味、肉桂、骨碎补
气　滞	肌肉痛，胸胁胀痛	复元通气散、小柴胡加青皮、栀子
血　瘀	胸胁胀痛拒按，腰脊扭挫伤	四物加柴胡、栀子、桃仁、红花或地龙散，葱熨法
肝肾虚	筋骨间痛久痛	六味地黄丸、没药绛圣丹，葱熨法

此外，薛己学派遵循《活法机要》的三焦分治法，选用犀角地黄、桃仁承气、抵当汤、复元活血汤等方剂，按上、中、下三焦部位伤损而运用攻下逐瘀法。这是薛己学派以八纲辨证治内伤主要症状的经验。

二、代表医家叶桂

（一）叶桂生平

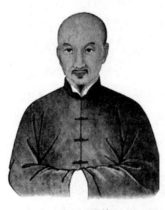

图3　叶桂

叶桂（1666—1745），字天士，号香岩，别号南阳先生（图3）。江苏吴县（今属江苏苏州）人。叶桂是清代著名医学家，四大温病学家之一。祖籍安徽歙县，其高祖叶封山从安徽歙县蓝田村迁居苏州，居上津桥畔，故叶桂晚年又号上津老人。叶桂少承家学，12岁时随父学医。然叶桂14岁时父亲早逝，不得不独自行走江湖。因家贫难为生计，便开始行医应诊，同时拜父亲的门人朱某为师，继续学习。他聪颖过人，"闻言即解"、一点就通，加上勤奋好学、虚心求教，见解往往超过他的老师。

叶桂从小熟读《内经》《难经》等古籍，对历代名家之书也旁搜博采。叶桂孜孜不倦，谦逊向贤，虚怀若谷，善学他人长处。叶桂信守"三人行必有我师"的古训，只要比自己高明的医生，他都愿意行弟子礼拜之为师；一听到某位医生有专长，就欣然而往，必待学成后始归。从12岁到18岁，他先后拜过师的名医就有17人，其中包括周扬俊、王子接等著名医家，无怪后人称其"师门深广"。叶桂天生聪明绝世，加之这样求知如渴、广采众长，且能融会贯通，因此叶桂在医术上突飞猛进，不到30岁就声名远播。除精于叶家传儿科之外，叶桂可谓无所不通，并在许多方面有其独到的见解和方法。

叶桂是中国最早发现猩红热的人。他在温病学上的成就，尤其突出，是温病学的奠基人之一。清代乾隆以后，江南出现了一批以研究温病著称的学者。他们以叶桂为首，总结前人的经验，突破旧的思维，开创了治疗温病的新途径。叶桂《温热论》首先提出"温邪上受，首先犯肺，逆传心包"的论点，概括了温病的发展和传变的途径，成为认识外感温病的总纲；还根据温病病变的发展，分为卫、气、营、血四个阶段，作为辨证施治的纲领；在诊断上则发展了察舌、验齿、辨斑疹、辨白㾦等方法，补充了传统的"六经辨证"和"八纲辨证"的内容，为中医诊断学的发展做出了突出的贡献。清代名医章虚谷高度评价《温热论》，说它不仅是后学指南，而且是弥补了仲景书之残缺，其功劳很大。叶桂为我国温病学说的发展，提供了理论和辨证的基础。在杂病方面，叶桂在《临证指南医案》中提出了"久病入络""久痛入络"等千古名论，引领着络病的临床诊治。叶桂将通络药物应用于具体病案中，提出了诸多的通络治法。在内科疾病方面，叶桂提出了"纳食主胃，运化主脾，脾宜升则健，胃宜降则和""太阴湿土，得阳始运，阳明阳土，得阴自安，以脾喜刚燥，胃喜柔润也"的观点。认为脾胃虽同属中土，但两者不能混为一谈。将脾胃分而论之，这是胃阴学说的关键点。并由此提出"甘凉柔润、滋养胃阴"的学术观点，改进了李东垣刚燥温升、健运脾阳理论的偏颇。在妇科方面，阐述了妇人胎前产后、经水适来适断之际所患温病的证候和治疗方法；在伤科疾病方面，叶桂还擅长辨治腰痛等症。

叶桂生前伤病盈门，日日忙于诊治患者，无暇亲笔著述。有关于他诊病经验的宝贵医学著作，全部都是他的门人和后人搜集、整理的结果。主要有《温热论》《临证指南医案》《未刻本叶氏医案》等。

除精通医术外，叶桂具有严谨精细的治学精神，博览群书、学究天人，使医术和学术相得益彰。他觉得"学问无穷，读书不可轻量也"，虽身享盛名，而手不释卷,体现了学无止境的进取精神。后人也说他"固无日不读书也"。他在医学中治病救人的仁者之心,也体现在他的待人接物方面,故后人赞其"内行修备,交友以忠信……以患难相告者,倾囊拯之,无所顾藉"。叶桂还培养了不少济世救人的名医,史称"大江南北,言医者辙以桂为宗,百余年来,私淑者众"。他的儿子叶奕章、叶龙章都是著名医家。他的很多学术思想和理念一直对后世起着启迪和借鉴的作用。他的学说在后人的继承和发展中,形成了中医史上一个重要的医学流派——"叶派",在近代医学史上占据着重要的位置。

(二)叶桂骨伤科学术思想与临证经验

1. 叶桂《未刻本叶氏医案》辨治腰痛经验简析 叶桂在伤科疾病内治方面有着丰富的临床经验,尤其对于腰痛的内治有深刻的阐述,具体可见《未刻本叶氏医案》。

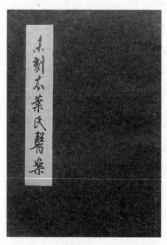

图4 《未刻本叶氏医案》书影

《未刻本叶氏医案》(图4)乃叶桂门人周显侍师诊治时所录,共收入叶氏医案1 100余则,病种以时温、暑疟、咳逆、虚损、血证为多,并有颇多复诊患者。该医案是研究叶氏独特的临证经验和学术思想的重要文献。上海中医学院(今上海中医药大学)老院长程门雪评价说:"虽系寻常门诊之作,寥寥数语,而处方之妙,选药之精严,有非他人所能望其项背者。"称其为"未经修饰"之"浑金璞玉"。是书于1963年出版。

《未刻本叶氏医案》记载了叶桂治疗腰痛(含腰酸)的19则病案,包括标实、本虚两大类,辨证细致,用药考究,值得学习。

叶桂辨治腰痛,主要从标实(湿邪)与本虚(肾虚)两方面入手。先治标实,后治本虚。标实之"湿阻",又应辨别"寒""热"之不同;本虚之"肾虚",应有"肾阴""肾阳""肾精"不足之区别。临证治疗中叶桂常常强调,祛邪与扶正当有先后之别,当代医家针对肾虚证治疗时,多笼统使用补肾药物共同组方,而叶桂在治疗时辨证更加精准细致,用药更具针对性。

如在治疗他病兼证的腰痛时,先是细察其原发病,再根据原发病导致腰痛的病机之不同,有针对性地进行治疗,而不是像大部分医家治疗腰痛仅仅以

"舒筋活络止痛"为法。

对于标实腰痛,叶桂根据寒热之不同,常用振奋心阳、脾阳以驱寒湿,或健脾利湿、兼以清热以驱除湿热邪气,特别强调对病因之治疗,要重于对病症之治疗。

对于肾虚腰痛,叶桂多责之于肾阳亏虚,但并不是一味以补阳为主,而是视阴阳气血之不同,或大补元阳,或阴中求阳,或纯补无泻,或以通为用。辨证属肝肾阴虚的腰痛,除滋补肝肾之外,还从兼见症状进行判断若存在"肝阳化风"可结合使用平肝息风潜阳等治法,体现叶氏的整体辨治观念,而并非将目光局限于针对患者腰痛的治疗。对于辨证属肾阳不足的腰痛,叶氏不单用辛热之品以温阳,而是注重阳气的生成与布散,以甘咸温补、活血通络类药物施治,不用温燥洪烈之品;辨证属肾精不足者,则不可以通用补肾阴、肾阳类药物治疗,需用"柔剂阳药"及"血肉有情之品"达到填补的目的。针对肾精不足者,叶桂倡导"柔剂阳药""精血皆有形,以草木无情之物为补益,声气必不相应"。用血肉有情之品如鹿角霜、鱼胶、羊肉、羊内肾、阿胶、龟甲等填补精血,而非桂、附之温燥以劫夺脂液,也非知、柏之苦寒而妨碍气血流通。对于腰痛属于奇经病之论治,叶桂认为肝肾脾胃与奇经在生理、病理上联系密切,在疾病状态下可互相影响。久病劳损、下元亏虚、精血内耗,均可影响奇经,形成奇经损伤。用药上应该以"通"为原则,注重气血调畅,对于虚证也应补而兼通。

叶桂《未刻本叶氏医案》治疗腰痛的经验,尤其是对肾虚腰痛的分证治疗,仍有较好的临床指导意义。

2. 叶桂《临证指南医案》应用络病理论及虫类药应用简析 络病理论是以叶桂为代表的吴门医派先贤经过长期的临床经验总结与天才的思维方法而抽象出来的中医理论。叶桂在《内经》《伤寒杂病论》的基础上,提出了"久病入络,久痛入络"之说,较为全面地阐述了络病理论,提出了有关于络病的致病因素、病理机制、治法方药等学术理论与诊疗技术,并记载于《临证指南医案》(图5)中。

他认为络病的致病因素在于寒、热、瘀、湿。病理机制在于"久病入络,久痛入络"。经主气,

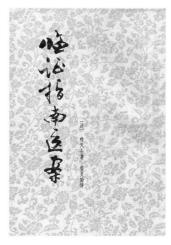

图 5 《临证指南医案》书影

络主血。初病多为气病在经，久病则多为血病在络。因此，如在经之气病不解，在外邪及络虚的条件下，病变深入，由气及血，由经入络，以致络脉损伤，气血壅塞，遂成络病。可以说"久病入络"是叶桂络病学说的核心论点之一。治法主要有辛香通络法、化瘀通络法、虫蚁搜络法、补虚通络法、降气通络法。其中虫蚁搜络法中用虫蚁等虫类药，叶氏由仲景方发展而来，所谓飞者升，走者降，可以搜剔络中之邪，深入病所，使痹窒瘀着之气血得以宣通。常用药为䗪虫、九香虫、地龙等。

现代理论认为络病理论与心血管、免疫、运动系统息息相关。络病的现代微循环病理假设包括微血管扩张收缩功能障碍、血管壁硬化和增厚、血小板聚集血栓形成、脂质积聚粥样斑块形成等。对于骨伤科疾病来说，以腰痛为例，病久入络，肝脾肾不足，气血虚弱，腰府、络脉失养；加之气络、血络受阻，气血无法运行至下肢筋骨肌肉，不荣则痛，治疗应以通络为主，兼以补益肝、脾、肾等其他治法，用药常用地龙、威灵仙、水蛭等活血化瘀，散结通络之药。这与现代理论研究的腰痛临床症状的产生，是在椎间盘退行性病变的基础上，由于突出的髓核组织机械压迫神经根，导致其水肿、缺血、缺氧，局部的炎症、疼痛介质堆积、微环境障碍所致的理论有着共通之处。同时对于膝骨关节炎、肩关节周围炎等疾病，同样可以运用络病理论及虫类药进行治疗，临床疗效颇佳。

《未刻本叶氏医案》中的"标实"与"本虚"腰痛理论，与《临证指南医案》络病理论、虫类药的应用，均对于现代中医药诊治常见慢性骨伤科疾病有着重要的借鉴意义。

（俞志高、刘锦涛、马奇翰、姜宏、戴宇祥、陈华）

第二章
吴门医派骨伤科发轫

第一节　吴门医派葛氏伤科

一、葛氏伤科创立

1952年初,苏城名医曹鸣高、葛云彬、奚凤霖等发起筹建中医诊所,此乃苏州市中医医院的前身。

中医诊所成立时,伤科名医葛云彬带领其部分弟子进入诊所创建伤科。1955年葛氏奉调北京,即由其学生方正修、顾大钧、李宗元等承接工作。中医院建院后又吸收葛氏之妻周玲英进伤科,共襄业务。所以直至今日,苏州市中医医院伤科具有葛氏伤科流派特色。譬如整复后用小夹板内垫马粪纸固定,以及内服药祛伤丸、跌打丸、一支蒿丸等葛氏家传成药,为苏州市中医医院所常用。葛云彬是吴门伤科翘楚,葛氏伤科创始人。而苏州市中医医院正是吴门葛氏伤科的主阵地、主力军。自葛云彬创立葛氏伤科起,吴门中医骨伤科的发展进入了一个新的阶段。

二、创始人葛云彬传略

葛云彬(1899—1959),江苏省江阴人,中国农工民主党党员(图6)。幼年因父早亡、家贫,仅

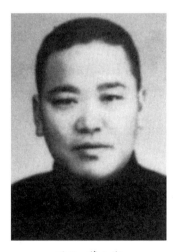

图6　葛云彬

攻读私塾 2 年。14 岁从师于江苏常熟章鸿海学医。章氏伤科乃清末及民国初年苏南地区著名的伤科学派,尤其擅长整骨技术。葛云彬随师从业 5 年余,由于勤奋好学,深受业师青睐,章鸿海将毕生所学倾囊相授。葛云彬满师后即独立开业行医,先后在江苏金坛、武进等地行业,后至上海、江苏常州及苏州等地设立诊所。由于葛云彬医术精湛,治疗骨伤科疾患常常手到病除,有立竿见影之功效,故所到之处均深受群众欢迎。自 1930 年起,葛云彬定居苏州,开业行医。

葛云彬为人慷慨、豪爽,又广于结交,对医疗技术潜心钻研,精益求精,在江浙沪一带名声大噪。中华人民共和国成立前夕,他不仅成为苏州市一流名医,在全国中医伤科同道中亦负有盛名。当国民党政府企图扼杀中医之时,葛云彬曾联合苏州中医界名流与同道,共同发起创建了"苏州中医同业公会"。其宗旨是在中国共产党的领导下,联合中医界全体成员为发扬中医、振兴中医而奋斗。"苏州中医同业公会"成立后,曾兴办过"中医师进修学习班""中医学员学习班"等。事实证明,当时"苏州中医同业公会"所培育的人才现均已成为苏州市中医界的中坚力量。与此同时,葛云彬还和当时苏州名老中医 10 人结成"同舟社",每月定期集会,相互切磋探讨中医学术,相互勉励,为振兴中医事业而努力奋斗。当年"同舟社"的成员及其传人后来均成为江苏现代中医各派名流。中华人民共和国成立后葛云彬响应党和人民政府号召,于 1950 年参加成立苏州市中医门诊部的筹备工作,葛云彬担任骨伤科主任一职。1955 年 10 月,因工作需要葛云彬奉中央卫生部调令入京,在中国中医研究院工作,任西苑医院骨伤科主任、外科副主任等职。1959 年因工作成绩卓著被邀请出席"全国群英会"。

葛云彬在中医骨伤科学术方面,主要是从事疑难的骨折和关节脱位的研究。中华人民共和国成立前中医骨伤科传统治疗骨折与关节脱位,主要是依靠"手摸心会",凭医生的临床经验来进行临床诊断和治疗。与此同时西医治疗骨折与脱位已采用 X 线和麻醉配合手术等治疗方法。葛云彬早在 20 世纪 30 年代便与西医学界同道相处甚密,共同切磋医术。葛云彬领悟到如果能将先进的医疗设备与技巧和中医的传统医术特长相结合,取长补短,将对中医骨伤科技术水平的提高更有所裨益。于是,葛云彬在 20 世纪 40 年代初期,专门购置了全套 X 线设备,并聘请西医麻醉师,结合自己临床悉心研究各种疑难骨折和脱位的治疗方法,通过大量的临床实践和研究,逐渐创出了一整套治疗关节内骨折的独特治疗手法和外固定器材。同时葛云彬对陈旧性关节脱位也创出了一套治疗方法。所有这些成就很为当时西医学界同道所赏识。

葛云彬毕生从事骨伤科的医疗、研究和教学工作,他将吴门医派的经络气血学说作为指导理论,贯穿于伤科多方面的临床治疗。对于骨折、脱位治疗,葛云彬通过大量临床实践和研究,如对手法整复骨折脱位,提出治疗关节内骨折的理论依据是"凡骨折片有脱出来的路,就有回去的路"的"原路往返"理论。这是采用中医手法闭合治疗各种关节内骨折和脱位的一条最根本的指导思想。对于疑难的关节内骨折,创立了旋转复位手法技术,并在外固定治疗方面采用压垫加黄板纸及木夹板局部固定疗法,有利于早期的功能锻炼和舒筋活血。在祛瘀生新、筋骨同治的原则下,达到提前愈合和缩短疗程的效果。在国内首创用竹片撬拨法治疗开放性骨干骨折,采用牵压法治疗脊柱压缩骨折。

在治疗骨关节陈旧性脱位的研究方面,葛云彬认为治疗陈旧性关节脱位的首要问题是"解脱",也就是在治疗陈旧性脱位一开始首先运用"解脱"手法,将脱出在关节囊外之骨的周围粘连组织彻底解除,使之完全松动,然后再运用复位手法使脱位之骨"归位"。葛云彬积多年临床实践经验创建了一整套治疗全身各大关节陈旧性脱位的治疗方法。1957年,"全园第一届医药卫生成果展览会"上所展出的"上复位法治疗肩关节陈旧性脱位"的成果就是葛云彬在研究治疗陈旧性关节脱位方面的成就之一。

1972年中国中医研究院广安门医院参加"全国科技大会成果展览会"所展出的"中医手法治疗肘关节内五种骨折"成果,1982年中医研究院广安门医院的"纸板加后垫治疗腕舟骨骨折"所获的部级重大科技成果奖,以及1981年卫生部发布"治疗肱骨外髁翻转骨折经验总结"的全国中医药重大科技成果奖,均是运用葛云彬所独创的治疗骨折的方法所获得的。

葛云彬不仅在手法研究方面有所成就,而且在运用中药治疗骨伤科疾患方面亦有深入研究。在治疗软组织疾患方面,他注重手法和药物并用,对肩周炎、腰椎间盘突出症、颈椎病等疾病的治疗有着独特的疗效。在运用药物治疗方面,葛云彬特别重视对中药炮制的研究和剂型改革。例如对"雪上一支蒿"的炮制方法,将用几种不同方法所炮制成的药物通过动物实验观察药物的毒理作用,积累了大量的经验。葛云彬数十年间共创40余种治疗骨伤科疾患的经验方。其中著名的"一支蒿丸""大七厘散""整骨索金丹"等为临床有效良方。

葛云彬学术成果先后多次获得国家科技成果一级嘉誉,最终造就吴门医派葛氏伤科,有力地推动了中医骨伤科事业的发展,并传承至今。葛氏伤科以其独特的传统医学与现代医学完美结合的方式承担着为生命和健康保驾护航的重任。

葛云彬毕生对骨伤科事业的发展做出了重大的贡献,被中华医学会骨科学分会主任委员邱贵兴院士誉为对中华人民共和国骨科事业做出重要贡献的13位骨科专家之一(与方先之、陈景云、屠开元、陶甫等齐名)。1959年12月29日,葛云彬在京因罹患癌症不幸逝世,讣告刊载于《人民日报》。周恩来总理亲自指示把葛云彬骨灰安放于八宝山革命烈士公墓。

三、葛云彬治疗腰腿痛经验总结

葛云彬从事中医骨伤临床工作数十载,医德高尚,治学严谨,博采众长。在运用传统中医药治疗腰伤疾患方面见解独特,提出骨折脱位的手法复位应遵循"原路往返"的途径,此对吴门中医骨伤科的传承和发展起到了积极的推动作用,至今对临床仍有很好的指导意义。

腰腿痛疾患为临床常见病、多发病,多为椎间盘组织退变与内外力作用下,后纵韧带破裂、髓核组织突出,刺激压迫神经根,神经根充血水肿,周围炎性介质集聚,出现以腰痛、坐骨神经痛等为主要症状的证候群。古代文献并无确切记载,据其临床表现可归结为"踝厥""痹证""腿股风""腰痛连膝"等范畴。据国内外文献不完全统计,腰腿痛多见于青壮年,女性少发,多有扭伤、外伤或受凉劳累病史,其发病率可达90%,因此对腰腿痛临床研究具有重要意义和价值。自古医家治疗多从扶正祛邪、调气血、畅经络等多因素综合论治,各有侧重。《素问·脉要精微论篇》曰:"腰者,肾之府,转摇不能,肾将惫矣。"详细描写了本病发作时的临床表现。《素问·刺腰痛篇》中云:"肉里之脉令人腰痛,不可以咳,咳筋缩急。"描述了患者因剧烈咳嗽、腹压增加,腰腿痛症状加重的情形。清代程国彭在《医学心悟》中也写到"腰痛拘急,牵引腿足,脉浮弦者,风也",对腰腿痛典型症状做了生动刻画,并予"独活汤主之"主之。各代医家所写著作汗牛充栋,对腰腿痛的治疗发展产生了深远的影响。现将葛云彬治疗腰腿痛独特学术经验总结如下,以飨读者。

（一）病因病机

肾气亏虚，髓海不足，筋骨懈惰，脊柱受力失调，则发生腰背痛，故腰为病位所在，现代医学可见于脊柱退行性疾病、腰肌劳损、腰椎管狭窄症、腰椎滑脱、腰椎间盘突出症等疾病。其中医病因病机十分复杂，历代医者百家争鸣，众说纷纭，有云外感六淫而发病，有云素体亏虚、病久入脏，认识不一。明代王肯堂在《证治准绳·腰痛》中提出"腰痛有风、有湿、有寒、有热、有挫闪、有瘀血、有滞气、有痰积，皆标也。肾虚，其本也"。唐容川《血证论》云："血能积之，亦能化为痰水。"《诸病源候论·腰脚疼痛候》云："肾气不足，受风邪之所为也。劳伤则肾虚，虚则受于风冷，风冷与真气交争，腰脚痛。"以上种种说明风寒湿邪外袭、经脉痹阻、肝肾亏虚、气血不足是其主要病因。葛云彬结合临床，注重辨证施治，认为腰腿痛的发生不外乎虚、实、内、外四端，病理因素多为瘀、湿、痰三者，总的病机为阴阳气血失调，不通则痛，不荣则痛。风、寒、湿三气夹杂而至，或外伤跌仆，痰湿瘀痹阻经脉，气血不畅，不通则痛；久病劳累伤正，气血不能濡养经脉，不荣则痛。针对腰腿痛患者，"痰""湿""瘀"三种病理因素共荣共源，痰瘀随气机升降流通，积聚于腰府；湿为阴邪，其性重着黏滞，其性趋下，易伤阳气，易袭阴位，故易留滞于腰及下肢，痹阻经络，相互搏结，阻滞气机，妨碍气血运行，最终因虚致实、因实致虚，多成为虚虚实实夹杂之证。故葛云彬临证确立了扶正祛邪、标本兼治为本病根本大法，补其虚、化其瘀、祛其湿为治疗原则。现代相关医学研究表明，腰腿痛的产生，是在椎间盘退变基础上，神经根受到外在的机械压迫，局部缺血缺氧水肿，微血管循环障碍，炎性介质堆积、疼痛因子刺激而致。

（二）三型辨证

腰腿痛临床最突出的症状是疼痛，而葛云彬认为疼痛的主要原因是血瘀和经脉痹阻。血瘀者多有外伤、跌仆或慢性劳损病史，可表现为局部刺痛、痛处拒按、固定不移、夜间痛甚，离经之血瘀积体内，久不能除，气滞不畅，血脉凝滞则致疼痛。经脉痹阻者可出现明显下肢麻木不适伴放射痛，筋脉拘急，转侧仰俯不能，其中较为常见的为寒湿和湿热。寒为阴邪，主收引凝滞；湿邪重浊黏滞，易于耗伤气机，损伤阳气；热邪升散，耗气伤津。《内经》云："正气存内，邪不可干；邪之所凑，其气必虚。"风、寒、湿等外邪常常夹杂而至，乘虚侵入，经脉痹阻，局部气血运行不畅，肌肉筋脉拘急，不通则痛或不荣则痛。临证之时，葛云彬尤重辨明外感内伤、标本虚实,根据疾病特点,将其分为三型进行辨证论治。

1. 气滞血瘀证　急性腰部损伤一般多有外伤或扭伤史,早期以邪实为主,跌仆闪挫、负重等,复感外邪,邪气客于经脉,致气血不畅、腰失濡养,临床表现为腰部刺痛,痛有定处,疼痛拒按,俯仰转侧不能,或向下肢窜痛,时轻时重,甚者可见下肢麻木、胀痛、起身困难,屈伸行走不便,舌暗红隐紫,苔薄,脉弦细。葛云彬临证常使用身痛逐瘀汤加减治之。其中桃仁、红花、当归相伍活血化瘀,威灵仙、羌活、地龙相伍行气通络止痛,狗脊、杜仲相伍补肝肾,强筋骨。若患者刺痛较甚者,可酌加香附、䗪虫、延胡索行气活血止痛。

2. 风湿痹阻证　患者久居寒湿之地或长期受寒湿侵袭,久坐、久站、憋气闪挫等,气机闭阻、风湿凝滞于腰部经络,腰部疼痛如折,不能翻身,双下肢沉重酸楚,屈伸不利,舌红,苔薄白或薄黄,脉浮紧。葛云彬临证常使用桂枝芍药知母汤加减治之。其中桂枝、麻黄、防风相伍辛温发散、祛风散寒;威灵仙、广地龙通行全身十二正经而活血止痛;生白术、知母、附子相伍温阳祛湿,阴阳并调。若患者疼痛较重者,可酌加制川草乌、全蝎、蜈蚣等搜剔通络。

3. 肾精亏虚证　患者先天禀赋不足,年老体弱,致肝肾不足,肾精亏损或腰腿痛久治不愈,背偻弯曲,腰痛以酸软隐痛不适为主,常伴有腰膝乏力,过劳则甚,休息则减,头晕耳鸣,舌淡苔少,脉沉细。葛云彬临证常使用右归丸加减治之。其中附子、肉桂、鹿角胶相伍温阳散寒,补火助元;熟地、山药、山茱萸等填精益髓、补阴助阳;杜仲、狗脊、枸杞子等补肝肾,强筋骨,阴阳并补。若年老以脊柱退行性病变为主,肝肾亏虚则易致肾髓不足、筋骨懈惰而出现腰痛,多以此法治疗获效。

（三）用药特色

1. 善用峻毒之品——雪上一支蒿　葛云彬医术精湛,学贯中西,临证数十载,尤其对于峻毒之品——雪上一支蒿的使用具有丰富的经验,并依据中医理论和西医药理学研究成果创立了一支蒿方,应用于临床,屡获奇效。雪上一支蒿是著名的有毒中草药,为毛茛科乌头属植物短柄乌头的块根,现代药理研究发现其主要成分为乌头碱和乌头次碱,为云南道地药材,广泛用于治疗风湿病、骨质增生、跌打损伤等引起的关节疼痛等。目前药典记载其用法为研磨或调酒内服,每次量不超过 0.02 g,其治疗剂量和中毒剂量几乎相近,因此虽按照上述用法而出现药物中毒或肝肾损伤者屡见不鲜。

葛云彬善用雪上一支蒿,其通过临床观察发现患者若疼痛屡治不效,酌加适量一支蒿,往往效如桴鼓。葛云彬对于此药应用的灵感来源于先贤张仲景的乌头汤,其认为乌头汤中乌头毒性较剧、用量偏大却能够做成吸收快、奏效速的汤剂,其关键在于煎煮的时间和蜂蜜的使用。蜂蜜味甘性缓,虽为汤剂,实乃缓缓吸收之意;此外高温长时间煎煮可以大大减少乌头的毒性,破坏其有效成分。在此基础上葛云彬发现雪上一支蒿类似于乌头,其毒副作用多为乌头碱所致,若通过一定条件煎煮后其毒性可大大减低,而能够充分发挥药效。具体方法为:雪上一支蒿 3~8 g、蜂蜜 6 勺(约 60 ml)、清水 600 ml(以没过药物为准),三者混合加热煎煮 1 小时后,再加其他药物和水浓煎至 150 ml 左右,分两次温服。虽雪上一支蒿煎煮剂量较大,但副作用较小,临床应用安全有效。尽管如此,葛云彬临床应用还强调需要向病家交代清楚,且需要综合考虑患者禀赋、居住环境及时间季节等多方面因素,能够做到三因制宜、心中有数。

2. 重视脾肾,统筹治疗 《素问·太阴阳明论篇》云:"脾者土也,治中央。""中央为土,病在脾,俞在脊。"以此为据,葛云彬尤重从脾胃的角度及一切影响脾胃的因素治疗:一方面现代人脑力劳动增加,久坐伤肉,思虑伤脾,脾治中央失调;另一方面脾胃主四肢,为后天之本。腰腿痛患者往往病程较长,服药周期较久,而活血化瘀及虫类等药物易败坏脾胃之气,故用药之初,不忘固护胃气,则脾脏得运、筋脉得濡、疼痛自消,同时也起到未病先防、已病防治、标本兼治的作用。在此基础上,葛云彬临证在治疗腰腿痛患者中多喜用、重用白术益气强脾健土,尤利腰府之气,腰府之气利,则气通于膀胱。膀胱气通则开,所感受的水湿之邪尽从膀胱外泄,故白术可通过利气以达到利水的目的。此外葛云彬认为肾虚为本,虚邪贼风为标,"久病多虚",因此葛云彬在腰腿痛三期辨证中多加用牛膝、杜仲、狗脊之品以补肝肾、强腰府,肾精充盛、正气得旺则可驱邪外出,起到事半功倍的效果。

3. 重视活血及虫类药使用 葛云彬临证在腰痛的治疗中喜用、善用活血化瘀及虫类药。葛云彬认为急性发作期,可选用小剂量的活血药,养血和血,温通血脉;病情缓解后,可加重活血化瘀药物的剂量与作用;腰痛日久,反复发作者,可以活血化瘀为主配合搜风通络的药物。中医经典认为"血不利则为水",而现代医学研究表明腰椎间盘突出症导致的腰腿痛主要是由于髓核组织压迫、神经根充血水肿,局部炎性反应剧烈而致。

"久病多瘀",当归、红花相配,可以补血化瘀,活血而不伤血。新伤所致的瘀肿疼痛,可以适当地加用大黄以通腑逐瘀,引瘀血下行。现代药理研究发现活血化瘀药能够降低毛细血管的通透性,改善微循环,消除神经性水肿和肌肉痉挛,起到止痛的效果。此外不管是哪种证型腰痛疾病迁延,日久不愈,久痛必入络,气血不和,痰湿每能凝滞经络,痛必难除,所谓"草木不能建功,故必借虫蚁入络搜剔络内久踞之邪",虫类药为血肉有情之品,具有独特的生物活性,多喜动,其性多为辛平或甘温,可祛邪搜络、祛痰除瘀。故葛云彬对于腰腿痛久治不愈、疼痛较剧者,擅用蟅虫、全蝎、乌梢蛇等虫药以化痰祛瘀、通经活络,疗效甚佳。

(四)典型病例

患者,男,56岁。

初诊

腰痛牵及右下肢1年余,加重2周。既往有扭伤史。患者1年前扭伤后出现腰腿痛,予以卧床休息,口服镇痛药物后病情缓解。近2周来患者自觉腰痛加重,活动后尤甚,不能行走。查体:腰椎生理弧度变直,活动明显受限,强迫体位,$L_4 \sim S_1$棘突及棘旁压痛、叩击痛(+),右下肢放射痛(+),梨状肌局部压痛(+),直腿抬高试验左70°(-),右30°(+),右下肢跗背伸肌力较对侧弱,皮肤感觉及腱反射轻度减弱,病理征未引出,马鞍区轻度麻木,JOA评分10分。查腰椎CT提示椎管狭窄,L_4/L_5椎间盘向右侧突出(巨大型),硬膜囊明显受压。四诊摘要:患者腰腿痛明显,伴有下肢重滞麻木胀痛,舌暗红,苔薄白,脉浮弦紧。西医诊断:腰椎间盘突出症(破裂型)。中医诊断:腰痛(风寒湿痹证)。患者及家属因经济问题,要求接受中医药保守治疗,遂嘱患者急性期绝对卧床休息。予葛云彬经验方雪上一支蒿方口服以达祛风散寒除痹、除湿通络止痛之效。处方:

雪上一支蒿5 g(先煎),桂枝10 g,白芍15 g,知母15 g,生白术45 g,附子10 g,防风10 g,麻黄5 g,地龙12 g,威灵仙20 g,蜈蚣1条,全蝎3 g。

14剂。与蜂蜜水同煎(具体煎法同上),每日1剂,分两次服用。

二诊

患者服用上方2周后复诊,腰腿痛较前明显好转,能够站立和短时间下地行走,偶觉腰部轻度乏力酸胀,舌暗红,苔薄白,脉濡细。查体示:$L_4 \sim S_1$棘突及棘旁压痛、叩击痛（±），右下肢放射痛（一），直腿抬高试验左70°（一），右60°（±），右下肢踇背伸肌力及腱反射基本正常，皮肤感觉仍较弱，二便正常，JOA评分18分。自述服用过程中未出现口麻眩晕心慌等不适。患者邪去之六七，虚实夹杂，本虚标实。

上方去麻黄、蜈蚣、全蝎峻猛之剂，加用川断、杜仲、熟地、枸杞子、鹿角霜以固腰府、强筋骨、生精益髓，继续服用2周。

三诊

2周复诊患者腰腿痛基本消失，能够正常下地行走，查体基本正常，生活质量明显提高，JOA评分26分。患者为固定治疗，要求继续中药固定治疗，予以独活寄生汤加减调服善后。处方：

独活10 g，桑寄生、杜仲、怀牛膝、细辛、茯苓、肉桂、川芎、党参、甘草、当归、干地黄各9 g，鹿角霜30 g，生白术45 g，山药30 g。

半年后电话随访，患者参加工作，腰腿痛未作。

（五）总结

现代人由于生活节奏加快，饮食不节，起居不调，防病不力，遇病拖延等情况时有发生，导致前来就诊时，往往腰腿痛病情已趋复杂、严重，给诊断治疗带来了一定的难度，同时也严重影响患者的生活质量和身心健康。腰腿痛患者一般病程较长，外感腰痛经久不愈，可转为内伤腰痛，由实转虚，或者内伤腰痛复感外邪，虚实夹杂，故在活血化瘀之时不忘补肾，以壮先天之府，补肾之余不忘活血，以通利经脉。葛云彬认为临证治疗中需要做到活血与补血相济、活血而不伤血，补中有散、散中有收、补泻相济，标本同治，攻补兼施。腰腿痛的诊治，临证变化万千，有常有变，医者切忌先入为主，草率用药，不可偏执于一方一药，即使短期疗效确切，然亦仍不能尽愈诸证，只有具备整体观念，知常达变，辨证论治，灵活加减，才能发挥中医药的巨大威力。

四、葛云彬整复肩关节脱臼经验简介

（一）复位手法

葛云彬擅用手法治疗伤疾。他提出的肩关节脱臼的复位手法如下。

1. 下脱的复位手法

（1）用梯一座。

（2）令患者将患肢窝置于棉花包裹的横档上面。

（3）一助手立于患者背后，抱住患者上身以固定之。

（4）另一助手立于患者前面，双手拿住患臂用力向下方牵引。

（5）医生双手拇指置于患肢腋下，用手按肱骨头隆起部位，即可听到复位之声。

（6）令患者离梯子后，医生迅速用一手握住患者前臂，一手扶住肩部做内收、内旋运动，并将患侧手背尽量超过健侧颈部，使肘关节与体部成正中线。

2. 前脱的复位手法

（1）、（2）、（3）、（4）同上。

（5）医生双手拇指用力压迫前方隆起部位，使肱骨头向后下方，即可听到复位之声。

（6）令患者离梯子之后，将上臂复旋，并将上肢做轻度内收，使上肢与体侧平行。

3. 后脱的复位手法

（1）、（2）、（3）、（4）同上。

（5）医生双手拇指用力压迫隆起部位，使肱骨头向前下方，即可听到复位之声。

（6）令患者离梯子之后，将患肢慢慢做轻内收。

以上复位后，均给予绷扎固定。固定的姿势，一般多使患肢肘关节弯曲约呈 70°，将脱位关节紧贴胸骨上端，上臂紧贴于体侧，绷带固定 1 周，以后做轻微运动，逐渐使手臂抬平，2 周后可做举高活动。

注：① 陈旧性脱臼一般在 1～2 个月尚能整复。② 本症与肩关节部肱骨头骨折略有相似，必须详细诊断，如有骨擦音、触痛点，则应按骨折治疗之。

（二）常用方药

1. 损伤紫金丹 川断 10 kg，西相归 10 kg，煎成膏滋 8 kg，加入广木香 4.5 kg，川乌 2.5 kg，三七 2 kg，麝香 15 g 研成细粉，调和至发生黏性为止，待干后，作成丸药。成人每次服 4.5～9.6 g，每日 9～30 g（儿童减半，妊娠及月经期间禁用）。损伤紫金丹歌诀：参制雪上一支蒿，当归续断要熬膏，麝香木香参三七，跌打损伤皆有效。

2. 肩关节习惯性脱臼方 当归 9 g，川断 9 g，杜仲 6 g，黄芪 30 g，钩藤 9 g，忍冬藤9g,川芎6g,五加皮9g,川芎9g,蒸首乌12g,甘草1.5g。水煎服,5～7剂。主治:肩关节习惯性脱臼,能滋经养络,祛瘀生新。禁忌:妊娠、月经期。肩关节习惯性脱臼方歌诀:肩部脱臼用川芎,川断归羌与忍冬,钩藤加皮蒸首乌,甘草黄芪加杜仲。

（三）典型验案

案1 凌某,男,50岁。

患者至阁楼上取物时,不慎由梯子上跌下。当时意识不清约10分钟。

局部所见:右肩部肿胀,患部不能向胸部靠拢。前臂向后方外展呈翼状。

X线所见:肱骨头向前移,脱于锁骨下外方。

治疗经过:患者来求治时,精神情况尚好。给以上梯子整复后,外贴治伤膏,再用领袖带和十字交叉带固定。内服损伤紫金丹。患者3日后来复诊时,肿胀稍退,情况良好。7日后来复诊时,已活动如常。

案2 周某,女,50岁。

患者在屋上晒东西时不慎而跌下,当时意识不清约一刻钟。清醒后,觉患臂不能动弹。

局部所见:右肩部呈尖形,用手按之,下为空虚。触诊于腋窝,可摸到肱骨头。

诊断:右肩关节下脱臼。

治疗经过:患者跌伤后,即由其家属送来求治。当时患者面色难看,令其休养1小时后,给以上梯子整复。外贴治伤膏,内服损伤紫金丹。再用领袖带和十字交叉绷带固定。患者于3日后来复诊时,检查良好。7日后来复诊时已痊愈,活动自如。

附注:上面所说的"手法"在双手拿住患肢用力向下方牵引时,需随时注意将患臂稍作旋转（灵活运用）,以利迅速入臼。

附:葛云彬用梯上拔伸法整复陈旧性肩关节脱臼经验简介

整复肩关节脱臼之目的,是在于将脱出之肱骨头送回肩胛骨之关节盂内,因肩胛骨关节盂甚为浅平,故整复时极为容易,无多大之困难。但是由于受伤时未能获得治疗,或虽经试行复位,又因技术经验之限制,遂形成陈旧性肩关节脱位。

在 1958 年《健康报》上曾登载过葛云彬在河北省中医整骨术交大会上，当场整复已达 3 个月之一例陈旧性肩关节脱臼。此后医药杂志上关于该疾病报道较少。从过去到现在，无论中西医骨科在临床上处理陈旧性脱臼，尚未有妥善的方法，一般认为凡脱臼超过 2~3 周后，主张进行切开整复，同时亦认为陈旧性脱位即使勉强进行复位，亦极易发生骨折或神经血管严重的损伤。因此怎样发挥和运用中医整骨手法来治疗陈旧性肩关节脱臼，在这一点上还是值得研究的。

陈旧性肩关节脱臼，主要由于未动之关节及脱出之肱骨头的周围筋膜已形成粘连，以致气血凝滞，血不养筋，筋络缩短，肌肉萎缩，关节强硬，而丧失活动功能，故施行手术整复是比较复杂的。

葛云彬和周玲英运用梯上拔伸法及结合热敷和整骨八法，来整复陈旧性肩关节脱臼，不需开刀手术复位，打破了陈旧的常规和观点，这是一个相当宝贵的经验。

例如运用"按摩"手法，其主要目的是分开筋膜之粘连，并逐渐延长缩短之筋络，以达到气血畅通、肌肉松弛、能使脱出之肱骨头松动、关节活动幅度增大的目的，这种手法早在中医学书籍上就有记载，对治疗陈旧性肩关节脱臼，起到了相当重要的作用。

由于整复陈旧性肩关节脱臼比较困难，故在整复时必须要经过周密的考虑，要以高度的耐心和说服力取得患者和医师的合作，否则在整复过程中因患者情绪急躁，很可能发生肱骨头骨折，或筋膜、肌肉的严重损伤，不能达到整复目的，反使病情严重恶化。

准备：医者一人、助手二人、木梯一座。

首先用热毛巾、热敷患肩 10 余次，并做"按摩"手法，然后医者以手握住其患臂施行旋转活动，做内收、外展、高举、前屈、后伸之动作，活动范围由小到大，不使患者有明显疼痛，并时时安慰患者，不使患者精神紧张，直至脱出之肱骨骨头微有活动。然后将备好之木梯斜靠在墙上，在较患者微高之梯登上（置一棉垫，以绷带包扎好，但梯登要圆形的），只能使患者两足尖着地，梯下放一小凳，患者立于小凳上，将患侧腋窝跨置于棉垫包扎好的梯登上，使患臂下垂。用一助手双手压住患侧之肩胛骨处，并扶其躯干，另一助手双手紧紧握住患手之前臂，拔伸患臂向下，做旋转动作（内收及外展）；医者掌握其患臂，两手拇指按住患侧肩峰处，两手四指合抱插入患侧腋窝处，钩托脱出之肱骨头，向关节盂内送入。医者和两助手必须配合得当,同时用力,但必须缓慢,不可急躁或用暴力,需持续拔伸,不可放松,否则很易发生肱骨上端骨折,最后听到响声,即已成功,然后托住患肩,使患者离梯,但必须将患臂之肘关节紧贴于胸前,手置对肩,以防发生再脱,并以三角巾和绷带固定。

运用梯上拔伸法整复陈旧肩关节脱臼,其优点如下。

(1)陈旧性肩关节脱臼的整复,直接固定患者躯干是不可能的,因在整复时运用拔伸的力量,是由小到大而增强,如患者固定不稳,使助手在拔伸时,不能达到用力的目的,更重要的是在用力不当时,会发生骨折等合并症。所以运用梯上拔伸法来得稳当、安全,更可达到一次复位成功。

(2)由于固定的力量强大,因而在拔伸时起了一定的作用,使患者失去对抗力,当脱出之骨头逐渐脱离粘连(新生的软组织)而滑至胛骨之关节盂内时,医者将脱出之肱骨头推入关节盂内,无须用大的力量,即可达到复位成功。

(3)患侧腋窝置于梯登上,只使患者两足尖着地,主要是由于患者身体侧立紧靠木梯,使其重心不稳,有力不能使用,将对抗力减少到最低限度,从而便于复位成功。

以下介绍数则本院运用葛氏伤科特色治疗的验案。

案1

励某,女,23 岁。吴江同里,农民。

患者于 1956 年 2 月 18 日前来门诊。自诉于 1956 年 1 月 5 日,从梯子不慎跌下致伤,右肩关节先着地,当即发生肿胀疼痛,伤处不能活动,曾在同里伤科拍片。今已有 43 日。伤处疼痛,不能高举活动,故前来检查诊治。

检查:右肩关节部呈尖方形和倾斜,患处及上臂部肌肉萎缩,活动功能丧失,在患侧腋窝处能明显摸到脱出之肱骨头,患臂之五指触觉比较迟钝,而且麻木疼痛,患臂不能靠近胸胁。

X 线片诊断:右肩关节陈旧性前下方脱臼,无骨折现象。

治疗经过:用上述之梯上拔伸法,给予整复并外敷及内服伤丸药,以三角巾和绷带固定。2 周后,换外敷药及内服伤丸药。再过 2 周后,拆除固定,进行锻炼活动,做内收、外展、前屈、后伸及高举之动作。过 3 周后,关节活动功能有显著好转,并能做一般轻便劳动,过后回家自行锻炼活动,不需前来就诊。

案2

王某,女,50 岁。横泾镇青山大队第五小队,渔民。

患者于 1961 年 9 月 9 日前来门诊,自诉于 1961 年 8 月 14 日行走滑跌致伤,右肩肘部先着地,支撑所致,当即发生疼痛和肿胀,肩部发肿,患臂不高举活动。曾在当地伤科拍片。至今已有 25 日,患肩部仍然不能高举活动,患肩局部肿痛未消,故前来检查诊治。

检查:右肩关节肿势未消,局部肌肉呈青紫色,上臂之肌肉有轻度萎缩,右肩腋窝处能摸到脱出之肱骨头,关节活动功能受到障碍,患臂不能紧靠胸胁,并感疼痛。

X 线片诊断:为右肩关节向前下方脱臼,并合并肱骨头骨折移位(陈旧性)。

治疗方法同上,6 周后关节强直程度有显著好转,能做一般日常轻微工作,嘱其回家自行锻炼活动,不需前来就诊。

五、葛云彬整复脊椎骨折经验简介

脊椎骨折据统计资料的报道,约占全身骨折的 6%。此类创伤和脊髓的关系非常密切,往往在输送患者时搬运不得法,致使破折的脊椎压坏了脊髓,因而造成终身瘫痪。因此,对于脊椎骨折的患者,应列入急症处理。

(一)搬运脊椎骨折患者经验

对于搬运这种患者的方法,不但每个伤科医生应该通晓,而且每一个医务工作者,尤其是救护人员也都应该了解。正确的搬运方法是:使患者俯卧在担架上,患者的两手背接触于自己的前额部。从外表上看起来,患者的背部和臀部比较隆起,而腰部比较下沉;在解剖上前纵韧带成为制止带,由于前纵韧带紧张,压迫骨折使其相对固定。

假使要把患者从担架上搬下来,或把患者改变为仰卧位置时,应该先放一适当厚的枕头在骨折部上,然后将患者与枕头同时托住而搬下,或同时由俯卧改变为仰卧。

在搬运患者时最容易犯的错误是:把患者仰卧于担架上,头部用枕头垫高,两手放在担架外缘而下垂。这种位置,会使骨折部位和角度的变形增加。

当患者由担架上搬下来的时候,如果一个助手由患者后面,两手插进患者腋窝下而抱着;另一个助手在患者对面,两手握住患者膝关节上方而提着。这种位置,会开展脱位,增加压迫骨折和引起瘫痪。因此,在担架上搬下患者时,应绝对避免用这种有害的方法。

（二）脊椎骨折诊断

脊椎骨折多由间接暴力所致，常由高处跌下，或因脊柱猛力弯曲而引起。骨折最容易发生在脊柱活动段与不活动段接壤处（即第十胸椎至第五腰椎）。如系直接暴力撞击于脊柱，则往往容易引起椎弓根处裂断，或椎间关节脱位。此病通常见到的有：压缩性骨折（屈曲骨折），粉碎性骨折，骨折兼脱臼。一般症状表现为：患部肿胀疼痛，并有隆起现象，不能仰俯和回转。重者可引起下肢麻痹（下痿），大小便不能自解。用手摸诊，可发现患部脊椎骨稍有隆起，并有过敏性之触痛。

（三）整复手法

（1）使患者俯卧。

（2）一助手立于床头，两手置于患者腋窝下做反牵引。

（3）另有两助手各握住患者小腿部用力牵引。

（4）医生用双手大拇指或用手掌根按捺伤骨隆起之部，使之平正复位。

脊椎骨折整复后，应给予绷扎固定。因为骨折之后，血管随骨断裂，一部分血液循环即行中止，瘀血凝滞，肿胀疼痛。因此，只有在整复后再给予绷扎固定，才能使患部勿再惊动，使功能容易恢复。

（四）绷扎固定法

（1）保持原有牵引位置，外敷止痛消肿膏（附方）于患部。

（2）患部着肉衬以适量之棉花。

（3）用卷布围绕腰背部二三重。

（4）将预先剪好的硬纸夹衬足棉花后，覆于患部，继用卷布围绕而做固定。

在使用手法之前，最好先给患者局部麻醉，以减少其痛苦。我们常用的是氯乙烷，必要时局部注射普鲁卡因。

整复固定后，应嘱患者好好卧床休养，内服接骨紫金丹（附方），借以续筋接骨、祛瘀生新、通经活络、强壮定痛。若患者下肢瘫痪、大小便不能自解者，应使其内服神效治痿汤（附方），以止痛、活血、利尿、通便，恢复下肢功能。

在患者服药治疗期间医生应每日或隔日观察患者情况；并嘱侍者随时报告病情，以便及时处理。病轻者治疗2～3周后，即可起床做一般性活动；1个月后,可以拆掉绷扎物,并做轻度弯曲活动。病重者治疗 6～8 周后,也可拆掉绷扎物,起床活动(个别情况例外)。

(五)常用方药

1. 外用止痛消肿膏处方 ① 主治:肿胀疼痛。② 成分:白芷、细辛、独活、羌活、山柰、五加皮、甘松、大茴香、小茴香、陈皮各 50 g,大黄 300 g。③ 制法及用法:以上各药共研细末,用凡士林调和,抹纱布上外敷。④ 歌诀:止痛消肿大小茴,细辛白芷山柰随,独活羌活五加皮,陈皮大黄甘松凑。

2. 接骨紫金丹处方 ① 主治:一切骨碎损断,服之能续。② 成分:地龙 50 g,龙骨 100 g,麝香 1.5 g,自然铜 150 g,川乌 50 g(姜制),滑石 200 g(水飞醋炒),䗪虫 100 g,赤石脂 100 g(醋炒),乳香 65 g,没药 65 g,鹿角霜 100 g。③ 制法:共研细末,用鹿角膏烊化,捣和为丸,如弹子大,朱砂为衣。④ 服法:用温开水或黄酒送服。⑤ 用量:每服 3 g,每日 2 次,儿童减半。⑥ 歌诀:接骨然铜地鳖虫,地龙龙骨麝香同,石脂鹿胶川乌引,滑石调和乳没功。⑦ 禁忌证:月经期,妊娠期。

3. 神效治痿汤 ① 主治:脊椎骨折或脱臼后,合并脊髓损伤,引起下肢麻木,大小便不能自解。② 成分:初期:当归 9 g,柴胡 6 g,黄芩 9 g,川羌 9 g,独活 6 g,防风 9 g,木瓜 9 g,牛膝 9 g,红花 3 g,厚朴 9 g,木通 9 g,大黄 9 g,甘草 1.5 g。中期:当归 9 g,白芍 9 g,熟地 50 g,砂仁 4.5 g,忍冬 9 g,升麻 2.1 g,川羌 9 g,独活 6 g,防风 9 g,木瓜 9 g,牛膝 6 g,甘草 1.5 g。后期:熟地 50 g,怀山药 12 g,山茱萸 12 g,白茯苓 12 g,牡丹皮 9 g,泽泻 9 g,潞党参 2.1 g,忍冬 9 g,木瓜 9 g,牛膝 6 g,当归 9 g,川芎 6 g,桑寄生 12 g。③ 服法:水煎服。④ 用量:3～5 剂。⑤ 禁忌证:孕妇禁服。⑥ 处方来源:此方系河南洛阳正骨医院正骨专家高云峰祖传秘方,临床使用疗效显著。

(六)典型验案

案 1 徐某,男,48 岁,洛阳人。

该患者不慎跌倒时,被大车由背部碾压受伤。当时意识不清,两腿失去知觉。

诊断:经检查为后背部第十二胸椎骨折,合并下肢瘫痪。

治疗经过:患者受伤后,隔了 1 日方来就诊。当时脉搏细弱,腹胀,下肢麻木,知觉消失。于是随即给予注射强心剂。第二日服用汤药 1 剂后,大小便已经解出,但还不爽,下肢已经稍有知觉。随即予正骨复位,贴上接骨膏药后,固定骨折部。又投以汤药两剂。服用后大小便通利,下肢知觉恢复。

案 2 马某,男,38 岁,洛阳人。

该患者由树上跌下后,不省人事,下肢发生瘫痪。

诊断:经检查为后背部第一、第二腰椎骨折,合并下肢瘫痪。

治疗过程:患者受伤后,隔了 2 日才来就诊。其大小便不能排出,下肢瘫痪,知觉消失至脐下三指完全不能动弹。压迫下腹后,排尿约 2 000 ml,红褐色。服药 1 剂后,下肢稍有知觉,且大便能解出,但小便不能自主排出。随即给予正骨复位,贴上接骨膏药,固定骨折部。又服用汤药 1 剂后,下肢知觉恢复,二便通利。

案 3 兰某,男,29 岁,浙江嘉兴人。

患者于 1957 年 6 月 22 号从屋上跌下。当时曾至嘉兴人民医院 X 线示:后背部第十一至第十二胸椎骨折,合并小碎骨,合并左背部第十一至十二浮肋骨折,由友人介绍并送至苏州来诊治。

治疗过程:该患者来诊时,离受伤已经 4 日。经检查两下肢并无瘫痪现象,小便通利。但大便已经 4 日未解,体温高至 39.1℃,脉搏细数。当时随即予以手法正骨复位,并用棉花、硬纸夹板、绷带围绕胸背部固定;再注射青霉素以助消炎退热,内服接骨紫金丹。第二日患者体温显著下降至 37.8℃,5 日不通大便已经可以自解,疼痛大大缓解,继续注射青霉素,并内服接骨药。第三日体温趋于正常,患者要求回家休养,予以配接骨药 20 日量,嘱绝对卧床休息,勿惊动患部,以免造成不良后果。1957 年 7 月 27 日,患者一人前来复诊,并云服完 20 日伤药后,已能起床并做一般性活动,经我处检查,骨折愈合良好。

附:颈椎骨折的处理

由于颈椎骨具有高度的活动幅度,一旦遭到外界暴力而发生创伤时,必然会引起骨折兼脱臼,或单纯脱臼,而不会引起压缩性骨折。如果颈椎发生骨折、脱位时,则脊髓损伤之可能性极大。因为颈椎部位处的脊髓腔不宽大,上下颈椎一旦发生脱臼或骨折时,极易压迫脊髓,而引起各种程度之神经麻痹现象。治疗颈椎骨折之主要原则是:应该争取早期复位。

颈椎复位的复位手法如下。

（1）使患者坐于矮凳上。

（2）一助手立于患者前面，用两手按住患者肩部，固定其躯干，勿使移位。

（3）另一助手立于患者侧面，一手托起患者下颌部，一手按住枕骨部，用力向上提起牵引。

（4）医生立于患者背后，用双手拇指按捺颈椎部伤骨高突之处，使之平正复位。

复位后，外敷止痛消肿膏，再用棉花、硬纸夹板和绷带固定。并嘱患者卧床休养，再服接骨紫金丹。每周检查 1 次，1 个月后可拆去绷扎物。

六、葛云彬传人简介

1. 周玲英（1903—1981）　葛云彬之妻，江苏江阴人。自幼随父经商并学习文化。1921 年，其父去世，同年与葛氏结为夫妇，随夫学习中医骨伤科医疗技术，1950 年正式挂牌行医，设立"周玲英伤科诊所"。由于治伤疗效高，求诊者门庭若市。1956 年与苏州市中医同道创设人民路联合诊所，被推举为该所所长。1956 年苏州市中医医院骨伤科建科后，兼任骨伤科负责人。1959 年，被调入苏州市东风区医院任骨伤科主任，并任苏州市中华医学会理事。由于周玲英骨伤科技术高超，1964 年苏州市委和卫生局特意选派 4 名西医大夫，拜周玲英为师，学习中医骨伤科医疗技术和葛氏正骨流派特长。

2. 葛国梁（1935—）　葛云彬之长子，曾任中国中医科学院广安门医院骨伤科主任、主任医师、硕士生导师，从事中医及中西医结合骨伤科临床医疗、教学、科研工作 40 余年。20 世纪 80 年代并担任中国中医研究院北京针灸骨伤学院骨伤系负责人。葛国梁临床擅长中西医结合治疗四肢各种关节炎及软组织损伤、股骨头坏死、骨科各种疑难杂病。共发表论文 16 篇，著作及编著骨伤科教材 9 部。荣获全国第一届科技大会医学重大科技成果特级奖；1981 年荣获卫生部重大科技成果乙级奖；1986 年荣获国家中医药管理局重大科技成果乙级奖。

3. 李祖模（1930—）　北京人。1955 年山东大学医学院毕业后，至河北医学院附属医院外科任教，1956—1958 年参加中医研究院全国中医研究班学习，于 1957 年拜葛云彬为师，并曾先后向杜自明、刘道信、萨仁山、刘寿山、叶希贤、李墨林、高云峰、郑怀贤、魏指薪、丁伯玉等名家讨教，并获亲自指导。李祖模任中国中医研究院广安门医院(今中国中医科学院广安门医院)骨科主任、研究员、主任医师,还兼任中国传统医学手法研究会理事长、东南亚手法医学协会理事长、北京中医学会理事、北京中医药学术研究促进会理事、北京中医学会骨伤科专业委员会副主任委员等职。李祖模治疗骨折、脱位、骨错缝有独特的手法和较高的疗效,对损伤的发生机制和治疗手法的原理进行了深入的研究;对中国手法医学防治学具有创新的手法和观点,在国内医学手法规范化研究方面,作了大量的工作;在中医治疗软组织疾患(包括损伤)方面,如对肩周炎的病因及中医分型,肩关节囊的容积测量法,测量中国人肩关节生理容积的数据,肩周炎碘水造影的新方法、造影的测量和观察的各项指标,对肩周炎用两种手法治疗结果的生理病理对比等,有创新和系统的研究;总结和发展了中医对某些骨病的认识,并提高了临床疗效。如对骨关节炎的中医分型以及中药治疗规律;中医治疗骨结核、慢性骨髓炎、股骨头缺血性坏死,均有独特的疗效;对运用中药来拮抗治疗恶性骨肿瘤化疗的毒性作用,以及提高治疗恶性骨肿瘤的疗效,具有较丰富的经验;对某些先天性骨关节畸形,采用中医非手术疗法,取得了较好的成绩,如3~6岁的儿童先天性髋关节脱位,不仅闭合复位可获得成功,而且固定方法简单、稳定,并能促进小儿髋臼的发育,股骨头坏死率低,甚至可望恢复正常。完成的主要科研成果有肱骨外髁翻转骨折(部级鉴定)、肩锁固定带治疗肩锁关节脱位(部级鉴定)、手法闭合复位可变角外展固定架治疗小儿先天性髋关节脱位(省级鉴定)。主要著作有《简明中医外科学》《中医学讲义》,制作了《筋骨检查法》《推拿按摩正筋及各部位治疗的基本操作方法》《常见典型骨折、关节脱位及骨的基本整复手法和步骤》等幻灯片,并发表了各种学术论文近40篇。

4. 其他弟子 葛云彬还有嫡传弟子顾大钧、李宗元以及葛淑芬、葛安良和葛建良。

附: 在京寻找葛云彬相关资料之记行

2017年9月26日,姜宏专程到北京中医药大学附属第三医院骨伤科,找到陈兆军教授。陈兆军是中国中医科学院(前中国中医研究院)葛国梁(共带过2名研究生)的第一个研究生。陈兆军和姜宏10多年前就相识,每每在学术会议上见到。

2011年,姜宏和陈兆军在国家中医药管理局开全国重点专科会议时,碰头交流。彼此谈到了葛云彬、葛国梁等前辈。2017年9月26日,当姜宏说明此次来意,是为了寻根收集葛云彬的临证经验与资料时。陈兆军忆及,尽管他是葛国梁的大弟子,但由于当时葛国梁那阶段没有课题、没有经费,他做的是时任中国中医研究院(今中国中医科学院)党委书记沈志祥的课题。其间虽跟葛国梁临证抄方,但目前手头没有葛云彬的临证经验或医案资料等。

姜宏其后又去中国中医科学院广安门医院骨伤科找博士同学崔全起,他说葛云彬虽在此短暂工作过,但医院和科室均没有保存其相关资料。建议去中国中医科学院图书馆寻找。于是,姜宏又来到中国中医科学院,从 20 世纪 50 年代那些散在的文献资料中,收集整理成如上一些琐碎信息。此外,成文时亦参考了顾尧森、葛淑芬的相关学术文章。

(姜宏、孙书龙、戴宇祥、吴黎明、俞志高、刘锦涛)

第二节　吴门医派楚氏伤科

一、楚氏伤科渊源

楚氏伤科由楚筠山创立,至楚纫佩已为第五代。楚纫佩,原籍无锡,生于 1916 年,殁于 1985 年。初从先祖楚秀峰学习,1938 年独自开业,能博采各家之长,曾任苏州市金阊区(今属苏州市姑苏区)人民医院伤科副主任医师兼科室负责人,兼任院务委员会委员、中医学会苏州市分会理事。1980 年 10 月当选为金阊区第八届人民代表及区人大常委会委员。同年 12 月参加中国农工民主党,兼任金阊区医院小组负责人。

二、楚氏伤科特色手法

楚氏伤科认为损伤之病不外乎骨折、脱臼、筋肌及内脏损伤等。凡骨折、脱臼者必须审其伤势,先用手法,使断者复续,碎者复正,突者复平,陷者复起,脱者复归。然后理筋肌,逐瘀聚,行气活血,消肿止痛。手法的巧拙,适当与否,关系到治疗损伤症的成败。所以说手法是"正药之首务"。一旦损伤,必然导致气滞血瘀,隧道阻塞,虽外伤肌肉筋骨,而由外侵内,经络脏腑必然俱伤,诸变百出。外治手法,本乎《内经》"中于阳则溜于经,中于阴则溜于府"之旨。循经治疗,由表及里,舒筋散结,行气活血,滑利关节及调整内脏功能。

（一）接骨手法

传统以拔伸、捺正、推、按、提、端、挤、旋等手法相辅进行。可以概括为：顺势拔伸，捺正必平，夹板适体，绷缠要匀。顺势拔伸即向外者先向外拔，向内者先向内拔。捺正即上提下按，外端内挤，周围挤压，相嵌者先推后捺等。软硬夹板制作必须适其体型，防其变位，敷药绷缠必须遵循匀称适体、勿松勿紧等常规法则。

在治疗桡骨远端骨折有重叠移位者时，施用推、按、旋前位复位法：患者屈肘90°，助手握肘部，医者一手握住患者手部相对拔伸，一手以鱼际按住远端背侧，其余四指按住近端掌侧，拔伸下将前臂旋前，顺势用鱼际将远端向前推开，推开后以按住近端四指向背侧上提；同时，将患肢前臂向旋后位旋转侧方挤压平整，即可复位。敷贴绷夹固定。

（二）四肢大、小关节脱臼的复位手法，以直拔法为主

如肩关节前脱位者，患者取坐位，助手站、立健侧用双手前后抱住患侧腋窝下；另一助手握持患肢腕上部，外展患肢相对拔伸；医者在患侧一手抵住肩峰部，一手握住肘上部，相助加强拔伸力，待肱骨头拉至移动时，即将患肢外旋，继续拔伸即可复位。

对难以复位的肩关节脱位，创用"维持牵引法"复位。肩关节脱位后如有因筋肌痉挛太紧，复位数次失败者，改用此法可告成功。患者取坐位，一助手自健侧将双手抱住患侧腋窝，医者握住患肢腕部外展80°～90°，轻轻用力将患肢拉住，不使下垂，这样维持牵引20～30分钟，待痉挛的筋肌因痛苦缓和而松弛时，即可自行复位。未能自行还复的，经维持牵引20～30分钟后，由医者稍助拔伸，即能复位。20年来有数十余例难以复位者，均用此法获得成功。

髋关节脱位直拔复位法：如髋关节后脱位者，患者仰卧诊察床上，一助手在患者头部用双手拉住两例腋窝；另一助手握住患肢踝关节上部，将屈曲、内收、内旋之患肢轻轻拉直，在内旋位上相对拔伸；医者在患侧一手按住对侧骨盆髂翼，一手将脱出的股骨头向下推按，拔时先轻后重，用力要平稳，当股骨头拉到髋臼边缘时，可闻得第一个滑动音，此时不要误认为已经复位，要继续拔伸，忽听到第二个较重的股骨头滑入髋臼的复位音时，患肢即能向外旋转，复位即告成功。髋关节脱位，用直拔法在卧位相对拔伸时用力稳当，患者痛苦小，容易复位。

（三）治疗软组织损伤手法

楚氏传统以"三指推拿"结合各种手法，如屈伸、膝抵、振脊、升降、旋转、活动关节及其他手法相辅进行，用于调理经脉、疏通气血、滑利关节等，使错位的筋腱关节得以归正，卓有成效。

运用"三指推拿"手法，必须先练好基本功。基本功的练习以"抚铁板""打沙袋""握发囊"三者为主，日常练之，寒暑不辍，持续 3 年以上乃成。练得臂、腕、指强劲有力，指力柔中有刚，深透肌体，运用自如，持久而力不衰。

调理经脉，疏通气血，传统以"三指平抹揉"为主。在此基础上逐步创用了"三指按摩""三指揉按""单拇揉按"等手法。循经用"三指按摩"，相应穴位用"三指揉按""单拇揉按"法。这一改进就增强了手法的渗透力量，加强了通经活血、散结镇痛的效果。治疗脊椎关节疾病的手法方面，传统的是托住双侧下颌，活动颈椎，向上做前俯后仰的升降活动，再在托住位上，做向两侧"旋转"。现改为不作"升降"，推拿后即在前俯或后仰位上加以"旋转"，或再加"侧弯"手法。活动腰椎在坐位施行"振脊"法外，加用在俯卧位做腰部"引伸"，对错缝的腰椎小关节和腰部筋膜的表病治疗可达到预期的要求。

自 1956 年起楚氏创用了以推拿太阳经为主的整套治疗腰腿痛（腰椎间盘突出症）的手法，因有"诸般腰痛，肾虚为本"之说，又根据《灵枢·经脉》"腰如折，髀不可以曲，腘如结，腨如裂，是为踝厥"之说，所以独取太阳治之。

患者取俯卧位，循太阳经推拿两侧脾俞，经大肠俞至臀部胞肓、秩边，着重患则，自上而下，按摩 4～5 分钟，遇痛点揉按之。然后重力按承扶、委中或加揉承山 2～3 分钟，再着重施以引伸。引伸的手法是一手按住命门部，另一手握住患侧大腿膝上部，顺势向上向对侧引伸扳之。后期患者加引伸髋腿，使患者改为仰卧位，先屈曲患肢膝部至 60°～70°，按揉委中后，尽量屈曲髋部，并以弹性动作，向下按压 3 次及摇运髋部 3～4 次，再顺势向下拔伸 3 次；然后，把患肢抬高伸直至 90°左右，同时将足部尽量背伸。每日推拿 1 次。自 1956 年起已有 2 000 余例腰椎间盘突出症获得治愈，治愈率 90％以上。

腰腿痛手法亦适用于其他腰部慢性疾患，如腰椎肥大、腰肌劳损等疾患。如腰椎肥大者所引起之腰腿痛（无骨桥形成者适宜），着重推拿腰部督脉，其次两侧太阳经，遇痛点重揉之，再加两侧轻度引伸扳之。每日或间日 1 次。疗效相当满意。

三、楚氏伤科特色方药

1. 接骨膏（外用） 血竭，儿茶，炙象皮（今已禁用，仅作文献参考），龙骨，制乳香，人造麝香，珍珠母，金银花，大黄，地丁草，当归，方八，甘草，紫草，川柏，黄占。适应证：一切骨折、金枪损伤。

2. 消滞膏（外用） 泽泻，大戟，甘遂，火硝，姜黄，麻黄，藤黄，黄占，白芥子，生南星，生半夏，生菜油。适应证：肩关节周围炎，一切骨折脱臼后遗症。

3. 小伤敷药（外用） 当归，蜣螂虫，䗪虫，制乳香，制没药，香附，红花，桂枝，桃仁，干毛姜。适应证：一切扭挫损伤。

4. 化瘀丸（内服） 苏木，络石藤，䗪虫，青皮，自然铜，桑枝，刘寄奴，郁金，陈皮，威灵仙。适应证：跌打损伤，瘀血疼痛。

5. 大伤丸（内服） 当归，月石，川断，青皮，制乳香，制没药，防风，䗪虫，川芎，干毛姜，苏木，血竭，牛膝，广木香，自然铜，白芍。适应证：治一切跌打损伤，生新续筋骨。

四、楚氏伤科传承与发展

楚氏伤科以第五代楚纫佩为代表，以苏州市金阊区医院为阵地，在苏州有一定的影响力，无锡市中医医院骨伤科主任王建伟曾来苏州寻根，搜寻当年楚氏伤科的发展脉络。苏州市中医医院骨伤科朱利民在1982年至1987年曾跟师楚纫佩学习楚氏伤科方技，是其传人之一。此外，史海新亦跟师楚纫佩系统学习楚氏伤科数年。

第三节　吴门医派闵氏伤科

闵氏伤科，发轫于昆山西乡之白塔港，从清代道光年间起，历经咸丰、同治、光绪、宣统、民国，至今已有近170年的历史，为吴中地区伤科之冠。

一、闵氏伤科渊源

闵氏伤科由清代嘉庆同治年间闵籍所创。闵籍（生卒年不详），字坚亭，清代嘉庆、道光年间苏州昆山玉山镇白塔港人，从小习武，多年苦练，益精武艺，然习武中时有伤及皮肉筋骨，故常自学伤科疗伤，初时尤以手法为主，还帮助同村及周边乡民治伤，又因自幼帮助善堂收埋暴露尸骨，对人体骨节部位熟视祥明，悉心研究治伤术，更得家传治伤秘方，故而治伤技术越来越高。后又与山东寺庙出游访友高僧结成莫逆之交，受高僧指点传授武功和治伤绝技，遂益精擒拿点穴术，对治伤、按骨理筋手法颇有研究。更蒙高僧赠以接骨治伤秘方，结合家传秘方，吸取各自精髓，创制疗效显著的治伤方药、伤膏药和正骨手法及夹板固定技术，于是开始专业伤科，使患者应手辄愈。故"白塔港有个伤科神医"的传闻越传越远，从此名扬苏州、上海一带，因此被搜集整理编写入民间传说《遐迩闻名的闵家伤科》中。

闵氏伤科由闵籍创始至今，历经200年五代人传承，每代传承人都既得到亲授相传，又各自创出独特治伤技法及临床经验。江南水乡的苏州，当时交通以水路船运、农作以牛耕为主，故多见船碰撞挤碾压损伤或田间牛角挑刺伤，有闭合性骨折、筋皮肉损伤，也有皮开肉绽骨外露的开放伤。这对当时中医正骨界是极其棘手的诊治挑战。闵氏伤科正是在这种艰难并充满挑战的环境下发展传承下来的。

闵籍传于儿子闵思启、女闵姐。第二代传人闵思启（1852—1914），字迪甫。因医术高超，患者盈门，名播江浙，业务繁忙。《吴门名医录》记载：光绪十年（1884年），松江府青浦县金泽镇遭遇风灾，倒塌了很多房屋，断手断脚的居民数以百计，青浦知县聘请闵思启前去医治，闵思启不辞辛劳，治好众多患者，深受知县嘉奖和乡民的称颂。光绪二十五年（1899年），闵思启举家迁居苏州仓街89号（含128号）开业应诊，求医者不绝。闵思启授予第三代闵钟杰、闵钟文、闵钟璆三子。

闵姐（生卒年不详），为闵思启之妹。虽不以伤科为业，然从小耳闻目染，稍知医理，且练武功。闵氏家规，伤科医术传子不传女。及长，闵姐常目睹其兄接骨上骱，敷扎之法。其时，闵思启诊务繁忙，一些较轻的患者，由闵姐代替治疗，由是医技渐进，名声渐大。因其是女子，故特别引人注目，患者常以"闵姐"称呼。后人讹传闵姐为闵思启之姐，其实非也。闵姐适苏州思婆港殷氏后，即悬壶应诊，晚年更精其术。有一农民不慎自树跌下，全身萎缩不能坐立，求治于闵姐。时闵姐端坐圈椅中，手执水烟筒，边呼噜吸吐，边命伤者卧地翻滚。闵姐不动声色，熟视良久，蓦地灭纸吹、释烟筒，起身直前，裙里飞起一脚，正中伤者尾尻骨，但听伤者痛吼一声，顿时直立而起，随即叩头如捣蒜，一迭连谢不绝口。伤者家属与待诊患者见此情状，都啧啧称奇，叹为绝技。传子正范、仲良。另外，在上海白克路永年里伤科殷震贤，为昆山正义镇汤氏之子，汤为殷氏之赘婿，故改姓殷，亦传其术。

自清光绪进入民国这一时期，是闵氏伤科发展最盛时期，第三代长子闵钟杰（1887—1922），字万青。光绪末年由苏州仓街迁寓至上海白克路（今凤阳路）永年里479号设伤科诊所，闵钟杰擅长整骨手法，凭闵氏伤科特色及新创整骨手法，求治者络绎不绝，与闵氏另一支传承人殷震贤在白克路永年里10号设立的诊所，二诊所同为永年里号诊，闵氏伤科当时在上海伤科界名声大噪，后被上海称为伤科八大家之一。

二子闵钟文（1877—1939），字采臣，以字行，继父业。闵钟文在苏州仓街诊所由父亲授医术学成后先在苏州应诊，于民国初从苏州返故里昆山县城，寓昆山西门内学宫桥堍55号，开业行医。闵钟文能灵活运用祖传治伤绝技和秘方伤膏药，医治跌打损伤，骨断脱骱，扭腰曲筋者，疗效卓著，蜚声苏沪浙，各地求诊者接踵而来。又热心地方公益事业，深得邑人称赞。业余爱好昆曲，擅演丑角，为昆曲名票之一。1929年3月17日与邑儿科名医戴轶凡等一起赴沪出席"全国医药团体代表大会"，强烈抗议国民政府中央卫生委员会通过"废止旧医"案。同年6月16日，昆山组织成立全国医药联合会昆山支会，闵钟文被选为常务执委。1937年11月，日军飞机轰炸昆山，闵室被毁，闵钟文被倒塌房屋压坏一足，由其弟闵钟璆治愈。旋即避居光福。晚年迁上海，卒于沪。子五：闵廉伯、闵漱六、闵清麟（贯玉）、闵清鸿（幼逑）、闵锡安，均传其业。

三子闵钟璆（1897—1959），字蕴石，在苏州仓街诊所由父亲传授诊伤接骨医术，并亲授祖传秘方及制作丸、丹、膏、散诸药方法，学成后与父同在仓街诊所应诊，闵钟璆医技高超，整骨手法娴熟灵巧，并率先创新以马粪纸夹板裁剪制作，取代当时骨伤科沿用的杉树皮夹板。因其取材方便，制作更符合肢体解剖，经适当淋水后可塑性好，成为闵氏伤科在上海、苏州、昆山三地骨折夹板固定代表之作，影响各家伤科业。闵钟璆有高超的接骨治伤医术，特别对开放性骨折较早地学习应用西医清创缝合术，结合秘方刀创散疗效显著。平时随父学武练功，轻功尤其了得，真正代表了闵氏伤科"武医双全"的传承人，与其父同诊所接诊，患者络绎不绝，名震苏、浙、沪各地，厅堂上病家赠送的扁牌悬挂颇多，一派繁忙景象。

闵思启定期分别去上海、昆山应诊。当时闵氏伤科内服外敷药及伤膏药系秘方制作，故上海、昆山二地均由苏州仓街所配送，一方面有效防止秘方外泄;另一方面为了解决上海、昆山诊所业务繁忙,应接不暇,无法调配制作的问题,从而使诊所日常诊治业务得到保障。就这一时期,苏州、昆山、上海三诊所既具有一脉相承的诊疗特色,又有各自的发展与擅长,互为交流。

第四代传承人苏州闵清凤(1926—),昆山闵漱六(1902—1934),闵清麟(1915—1966),闵清鸿(1916—1959)。上海闵廉伯(1846—1918),常熟闵钟文(1917—1979)。

闵清鸿,字幼逵,以字行,闵钟文四子,继父业,在昆山学宫桥堍开设诊所。其妻马诒慧,为苏州著名喉科专家马友常之妹。适闵清鸿后,闵清鸿即将伤科技术授予诒慧,随夫襄诊。1954年,闵清鸿率先参加联合诊所,曾任昆山县一届、第二届政协委员,县人民代表,昆山卫生工作者协会委员,积极为当地各界人士服务。1958年,闵清鸿献出祖传伤膏药及其他医药秘方,由昆山县人民政府印行,获得省级表彰。1959年,闵清鸿患食管癌病故。此时,闵氏伤科已由其妻马诒慧接替,继续为病家服务。

第四代传承人适逢中华人民共和国成立初期,都进入各地联合诊所或医院发挥闵氏伤科技能,因医术高超,患者都从各地慕名而来,深得患者信任,使得闵氏伤科传承和发扬。

上海、昆山两地闵氏伤科传人均因病早逝,所幸都通过不懈努力,将闵氏伤科传承于第五代。实际上第四代中仅苏州闵清凤(石生)自16岁起学成就业伤科,医术精湛,直至终于88岁。一生中经历民国时期和私人开业诊所,中华人民共和国成立后加入联合诊所,后进入医院工作,"文革"时期全家下放至吴江黎里农村,后因患者从各地寻找求医颇多,被县卫生局调入黎里医院伤科,无论身处何地,患者络绎不绝,医术声誉遍及苏、浙、沪。闵清凤在黎里医院担任伤科主任期间培养了当地医生,收徒传授,使黎里医院成为吴江骨伤科医院。1980年闵清凤调回苏州平江医院伤科,1987年退休后仍在仓街老宅开设诊所。闵清凤始终将闵氏伤科发扬光大,传承闵氏伤科治伤续骨经方,通晓丸、丹、散、伤膏药制作,自创平足症手法矫治,取得满意疗效,并提出手法矫治最适合年龄为青少年14~18岁的见解。闵清凤这一矫治法在传统医学中仍是为数不多的经验,并将该宝贵疗法传承给下一代。

第五代传承人上海闵慰曾,昆山闵华,常熟闵光,苏州闵大权、闵大联。闵华(1946—)在昆山市中医医院伤科工作,任伤科主任,发扬闵氏伤科治伤接骨医技,业务繁忙,医术名声影响昆山及邻近上海嘉定地区,为昆山市中医医院发展做出重要贡献。现由第六代传承人昆山市中医医院张强医师继承闵氏伤科医技特色。

闵大权（1953—），闵清凤长子，苏州星海医院（原娄葑医院）退休。"文革"期间随父下放吴江黎里，其间随父学习祖传中医伤科，后同父亲一起被调入吴江黎里医院伤科工作，将闵氏伤科治伤特色发扬于临床，患者络绎不绝，影响遍及吴江及周边浙、沪部分地区，1983年调回苏州娄葑医院任骨伤科主任。

闵大联（1956—），闵清凤次子，现任苏州平江医院业务院长、骨伤科主任、副主任医师。闵大联是第五代传承人中代表性传承人，为闵氏伤科传承收集、整理资料，编辑书稿，制作音像制品，发扬闵氏整骨理筋手法、祖传秘方、验方及临床经验，丸、丹、散、伤膏药制作技艺。闵氏伤科于2011年9月被江苏省确立为省级非物质文化遗产。闵大联自15岁喜习武，16岁随父下至吴江黎里，中学毕业后由父闵石生亲授中医基础、医古文、中医伤科、祖传整骨理筋手法，医学院校毕业后，被调入苏州平江区人民医院，发扬闵氏伤科诊疗特色，慕名求医者络绎不绝。1993年因工作需要在苏州大学第二附属医院骨科进修近2年，回苏州平江区人民医院后开展及安全完成各类骨科手术，但仍坚持中医伤科特别是闵氏整骨理筋手法以及硬纸夹板固定术等特色疗法。在繁忙工作中还带教学生，指导科内医生临床工作。闵大联发表全国性核心期刊、省市级医学论文20篇，完成江苏省中医药管理局课题研究项目"体位加手法复位治疗胸腰椎骨折实验与临床研究"，获苏州市科学技术进步奖。

二、闵氏伤科临床特点

1. **治伤辨证重视整体** 损伤疾病由外及内，皮肉筋骨外伤，必然影响内部气血、脏腑、经络。伤科疾病与内科一样，应同样强调辨证论治的重要性，在临床上只有用辨证的方法，对于损伤疾病才能有一个比较完整的认识，从而做出较为正确的处理。伤科疾病多见局部损伤，但常影响肝、肾、脾胃，治病求本，重视整体是极为重要的。

2. **劳损宿伤甘温补气** 伤科疾病，有的有外伤史，有的不一定有外伤情况，往往是因持久工作，伤及阳气而发生劳损疾病，拖延日久，易成宿伤陈疾，久病属虚，肝血肾精不足。《内经》云："劳者温之，损者益之。"又云："形不足者补之以气，精不足者补之以味。"临床上每多用黄芪甘温补气得效。

3. **风湿痹证针药手法并举** 伤科病种中痹证独多，风、寒、湿三气杂至合而为痹，"痹者闭也"，此类疾病，每多气虚之时，邪气则胜，风寒湿乘虚而入，治应辨虚实，并针药手法同举，可获显效。

4. 脱位上髎妙手回春　常见的关节脱位都能用手法整复，立竿见影，而对髋关节前后脱位的整复，只要是新鲜脱位，往往是采用一人复位法即能取得成功。

5. 骨折复位细腻手法　骨折复位，闵氏伤科采用家传细腻手法，均能获得满意效果，对于关节内陈旧性骨折，采用家传秘方熏洗及独特各种功能锻炼方法，获得满意疗效。

6. 内治方药各有所长　家传方药有：接骨丹、万宝损伤丹、内伤五号、内伤九号丸等，在临床上服用后，都能收到奇异功效。

7. 家传膏药一技之长　配制膏药，重量均有严格规定，随季节气候变化，膏药老嫩程度均要详细掌握，膏药深受劳动人民欢迎，已有 100 多年，至今不衰。

三、闵氏伤科特色方药

1. 闵氏伤科外用药　红花，木瓜，防风，荆芥，公丁香，檀木香，制乳香，制没药，伸筋草，骨碎补，桂枝，延胡索，白芷，油松节，炙甲片，山奈，小茴香。

2. 闵氏伤科治伤丸（内服剂）　仙桃草，丹参，红花，秦艽，桃仁，苏木，赤豆，川断，生香附，牛膝，威灵仙，伸筋草，乌药，赤芍，火麻仁，小青皮，当归尾，广木香，五加皮，怀山药，红枣，朱砂，山羊血。功效：舒筋活血，祛瘀生新。主治：四肢无力，腰背酸痛，跌打损伤。

3. 闵氏伤科健骨丸（内服方）　仙桃草，制乳香，制没药，制首乌，人中黄，炙穿山甲片，飞人中白，制狗脊，琥珀。功效：消肿定痛，利尿长骨，行瘀止血。

第四节　吴门医派谢明德伤科

谢明德，原苏州沧浪医院骨伤科医师，大约 70 岁时去世。以伤科内治法闻名。具体如下。

谢氏伤科认为伤科疾病不外乎骨折、脱臼、筋肌（软组织）、内脏损伤等疾病。通过一定的手法整复治疗；并且结合内治方法，可以缩短疗程，提高疗效。

(1) 跌打损伤者,无论外损及内伤之证,都专从血论,或为瘀血停积,或为失血过多。瘀积者属实证,失血者属虚证。其变化为气结则血凝,气虚则血涩,气迫则血走。血凝则气滞,血虚则气虚,血脱则气亡。故肢体损伤者,多伤及于气血,造成气血功能紊乱,以致影响其脏腑经络而出现气血凝滞、经络阻塞、脏腑失调、精津亏损等一系列的病理变化。

血瘀的病理,其瘀积上焦则胸膈肋间刺痛;瘀积中焦则腰胁脐腹间疼痛;瘀积下焦则季胁少腹胀痛;瘀积皮肉筋骨之间则为肿痛;瘀积营卫肌腠之间则为瘀斑紫癜,隐隐触痛;瘀积脏腑之间,则为癥瘕积聚。其诸损伤之症,循其经络可有"由表入里"或"由里达表"的传变上述之病变,取"异病同治"之法,拟用谢氏验方活血丸治之。其作用为活血化瘀,气行血运,脏腑得和,经络通畅,达到气血调顺、损伤得痊之目的。

"活血丸"的药物组成:小川芎,全当归,熟地黄,西赤芍,粉丹皮,单桃仁,原红花,延胡索,生大黄,天花粉,炙甘草,广木香,制香附,顶血竭,孩儿茶,䗪虫,炙乳香,炙没药,参三七。

以上诸药,切片焙制,研成细末,用益母膏适量泛成小丸,烘干,装入瓷瓶,备用。

服法:每日3次,每次5g,温开水送,食前服。

(2) 凡损伤诸证,久则必耗损其气血。气血者,水谷精微所化生,其源出于中焦。气血损伤,必影响其脾胃,造成运化转输失职,可见脘痞腹胀,食欲不振,神倦乏力,大便不调症。此外可因损伤肢体,而使肌肉、骨节萎软不健,亦屡见不鲜。常用健脾丸调理脾胃,培补气血生化之源,使脾胃建运不息,以充养筋肉,滑利骨节。

健脾丸药物组成:潞党参,台白术,云茯苓,炙甘草,怀山药,白扁豆,白豆蔻,春砂仁,炙鸡内金,南山楂肉,谷芽,麦芽,焦神曲,制香附,台乌药,陈香橼,白芥子。

上药共研细末,用白莲藕粉调成糊状,冲和泛丸,如梧桐子大小,烘干备用。

服法:每日3次,每次5g,用温开水送,食后服。

(3) 损伤之证,审其气血之盛衰,为伤科施治之首则。久病气血亏损,足使阴阳失衡。夫肾为水火之脏,阴阳之根本,气血之母也。若损伤气血而及肾者,可见肾阴不足或肾阳虚弱诸证,常见有头晕目眩、咽干耳鸣、筋萎骨软、骨节不利、骨折愈合迟缓等。谢氏常用补肾丸以补其肾阴肾阳，充养精髓，补益筋骨，使肢体骨节滑利，筋肌健壮，从而加速伤损之痊愈。

补肾丸药物组成：熟地黄，山茱萸，怀山药，厚杜仲，川断肉，枸杞子，菟丝子，巴戟天，五味子，炙龟甲，鹿角片，朱茯苓。

上药如法炮制，共研细末，用二至膏适量，调入药粉，搅拌和匀，泛成小丸，烘干或晒干，装入瓷器，备用。

服法：每日 2 次，每次 5 g，温开水或淡盐汤送服。

以上几则伤科内治法及其验方，乃谢明德 50 余年的临床经验总结，为伤科手法整复后的有效辅助治疗。

（俞志高、姜宏）

第三章
吴门医派骨伤科传承与发展

第一节　如日方升，奠定基础
——吴门医派葛氏伤科第二代传人简介

葛氏伤科是吴门医派骨伤科发展与传承得最好的一支流派。葛云彬学生众多，除前文介绍的周玲英、葛国梁、李祖模之外，吴中地区还有李宗元、顾大钧、葛淑芬、葛安良和葛建良等人。其中，顾大钧、陈益群先后任苏州市中医医院骨伤科的掌门人或学术引领人。在顾大钧、陈益群的带领下，苏州市中医医院骨伤科的发展如日方升，展现了强大的生命力，为后期科室成为卫生部国家重点临床专科打下了坚实的基础。

1955年葛云彬调离苏州去北京之后，苏州市中医医院骨伤科一度主要由周玲英、李宗元、顾大钧和方正修等领衔坐诊。

1972年后，苏州市中医医院接受上级的统一布局而予以临时解散，转而成立了全市三个综合医院，即延安人民医院（苏州市第三人民医院）、红旗人民医院（苏州市第二人民医院）、东风人民医院（以苏州市中医医院为主的综合性医院）。苏州市中医医院改名为东风人民医院后，科室在设置上把外科、针灸科、伤科合并在一个科室，在此基础上，又另外单独成立一个骨折专科。当时骨折专科主要有三人组成：顾大钧、龚正丰和邬振和。在具体分工上，顾大钧专职日常门诊，而龚正丰、邬振和则统管病房40张床位，同时兼顾门诊。因为当时东风人民医院骨折专科并未配备手术设备，因此，所有收住的骨折患者均采用传统中医手法进行保守治疗。这对三位主任来说，无疑是极大的挑战。例如髌骨骨折，在没有手术进行内固定的年代，依靠手法复位及外固定对抗股四头肌的巨大收缩分离拉力无疑是十分困难的。当时顾大钧、龚正丰和邬振和只能因地制宜,想方设法,尽可能改善患者的预后。但就是这一段只能用保守方法治疗骨折的岁月,使得中医院骨伤科手法复位夹板的技术不断得以提升。

陈益群于 1972 年调入苏州。1974 年,东风人民医院恢复为苏州市中医医院,同年陈益群担任苏州市中医医院骨伤科主任。陈益群学贯中西,博古通今,是苏州市中医医院骨伤科第一批参加西学中的老专家。陈益群的加盟,也为苏州市中医医院骨伤科带来了临床与科研齐同发展的新思路。他认为传统的中医人不应只注重于埋头临床工作,同时也应该具备善于归纳总结的思维。即不仅要会治病,更应将临床病例资料收集起来,进行总结。在陈益群的主导下,苏州市中医医院骨伤科开始研究传统中医及手法技巧的科学机制,并撰稿成文。自此,骨伤科文章层出不穷,大大提高了在学术界的发言权。

在这一时期,一大批优秀的青年员工先后进入了骨伤科,如 1977 年苏州市中医大专三班毕业的赵玉群、封文娟等,自 1982 年起又有南京中医学院科班毕业生姜宏、惠礽华入科,以后又有史海新、尤仲连、徐甄理、陈咏真、朱利民、徐华明、徐坤林、李宇卫等入科。20 世纪 90 年代更有一大批院校毕业生入科。

一、顾大钧及主要学术思想与临证经验简介

(一)顾大钧简介

顾大钧(1932—2009),江苏省名中医,副主任医师,早年师承葛云彬。1943 年 8 月—1951 年 8 月,在葛云彬伤骨科专家诊所学习并毕业,毕业后留该诊所工作。1951 年 1 月—1952 年 12 月在苏州市中医协会举办的中医药及西医药进修学习班学习并结业。1952 年 12 月起在苏州市中医门诊所任骨伤科医师并协助筹建苏州市中医院骨伤科工作。1956 年市中医院建院后在骨伤科工作,任科室负责人之一,从事临床教学科研工作。1962 年明确为主治医师,1978 年恢复主治医师职称,1987 年晋升为副主任医师,1994 年被评为江苏省名中医。发表了《小儿手足拳挛的诊治》《伤科传统手法治疗外伤厥证 6 例报告》等论文。

1956 年之后,苏州市中医医院骨伤科由周玲英、方正修、顾大钧和李宗元等引领,他们继承了葛氏伤科的学术思想与临床经验,并将这些经验传承给后辈。其中龚正丰、尤仲连等就是顾大钧最出色的学生之一。顾大钧还培养了

一大批的学生,使中医骨伤事业发展后继有人,为葛氏伤科的继承打下了坚实的基础。数十年来,他临床带教了西学中学习班学员、中医大专班学员、南京中医药大学各届实习生及其来院进修的各地学员,学生学员无以计数,均收到一致的好评。

(二)顾大钧主要学术思想与临证经验

数十年来,顾大钧在骨伤科临证工作中,对中医骨伤科专业基础理论有较深体会,如对伤科舌诊、活血化瘀、肾主骨、肝主筋的理论、外伤与脾胃的关系、内伤与七情等理论进行研究,同时深入临床实践探讨,有不少创新与提高。

顾大钧擅长传统伤科手法,对软组织损伤的手法和骨折脱位的整复手法,具有轻柔少痛等风格,临床疗效满意。其小夹板治疗骨折,达到了简便、灵验的效果。在此基础上,配合功能锻炼及药物治疗,加速了疗效,减少了并发症。在中医辨证论治的指导下改进中药内服外用,有内服之骨折合剂、消瘀片和外用之宽筋散,善用对骨折迟缓愈合有促进骨折生长之动物类药物,对久病痹证等常常应用解痉活络之品,疗效十分满意。

顾大钧对于某些关节内骨折、陈旧性骨折和低毒性骨感染、不全性截瘫、痛风及各种关节炎,经过数十年临床实践,临床有不少经验积累。

顾大钧在伤科手法方面,除了继承葛云彬的学术思想之外,又有自己的特点创新。特别在整复骨折手法方面,常以手法轻柔又准确灵巧到位为特点,诀窍之一是一边"诱导患者",一边心理疏导以缓解疼痛与紧张情绪,一边进行手法整复,旨在医患合作,瞬间完成,大大减少了患者的痛苦。以手法整复肩关节脱位为例,他并非用暴力手牵脚蹬硬来,而是一手托住肱骨头,另一手轻柔地把患者手抬起来,一边诱导患者把臂膀放松趋向前伸,让患者配合医生的动作,这样可以有效缓解患者恐惧的情绪。在这种情况下,患者肌肉不会猛烈收缩,而他顺着方向做动作,复位不需花很大力气,只需要托住肱骨头的手,顺势轻轻往上一托一按就成,让患者在放松的状态就可纳肱骨头回其位。顾大钧还对某些常见的四肢骨折,统一了基本处理方法。

除复位手法之外,顾大钧在骨伤科临证治病中,还注重中医的内治法,常用四君子汤或四物汤加减主治,以达到内外同治的目的。顾大钧还善用指迷茯苓丸内治配合理筋手法治疗肩关节周围炎。

顾大钧作为苏州市中医医院骨伤科学术引领人期间,不仅继承发展了葛氏伤科独特的手法复位和小夹板固定治疗骨折,以及用手法治疗软组织损伤等,而且强调中医伤科的内治法,他倡导使用一支蒿片、祛伤丸和金黄膏等内服外用,治疗伤科疾患。同时还吸纳了苏州其他骨伤流派的方技,充实本流派中医适宜技术的内涵。

二、陈益群及主要学术思想与临证经验简介

(一)陈益群简介

陈益群(1928—2013),男,中共党员,主任医师,江苏省中西医结合名医和苏州市名中医。曾先后担任苏州市中医医院骨伤科主任、中国中西医结合学会江苏省分会骨伤科专业委员会副主任委员、中国中医药学会江苏省分会中医骨伤科专业委员会副主任委员和苏州市骨伤科学组组长。

陈益群出生于江苏无锡一普通的农民家庭,年少时正值抗日战争年代,国家动荡不安。为求一技之长,父母将他送来苏州,拜师于舅舅陈明善。陈益群在随其诊治中医外科伤科患者的过程中,经过长期的耳濡目染,坚定了自己学习中医、治病救人的信念。中华人民共和国成立后,在陈明善介绍下,陈益群前去南京中医学院(今南京中医药大学)系统学习中医,毕业后在无锡市第一人民医院(今无锡市人民医院)进修西医外科。这些经历初步奠定了他中西医结合治疗伤科疾病的医学技能与理念。陈益群毕业后工作于江苏省中医院中医研究所,专注于骨伤科临床与研究工作。1972年秋,陈益群由南京调入苏州市中医医院骨伤科工作。1974—1988年陈益群任苏州市中医医院骨伤科主任,成为苏州市中医医院骨伤科发展历史上的第二代学科带头人,也是骨伤科日后能成为国家重点临床专科的奠基人。

陈益群多年来长期从事中西医结合骨伤科专业,衷中参西,治学严谨。20世纪90年代初作为国内100名著名中医骨伤科专家被编入《当代中国骨伤人材》《中国中医伤科百家方技精华》等书。陈益群主要从事中西医结合骨伤科,擅长运用有限手术治疗许多疑难骨折。对于腰椎间盘突出症,陈益群在国内最早提出并主张在采用少量低位蛛网膜下腔阻滞麻醉(俗称"腰麻")状态下,使用有效的牵引和手法推拿,并设计研制了牵引推拿床便于该项工作的开展。该疗法经研究进一步改良后仍在苏州市中医医院临床常规应用。陈益群曾对101例腰椎间盘突出症,施行了中西医结合全身麻醉下推拿治疗,经随访总结

远期有效率达 93%。

陈益群研制的外展牵引固定器结合中医中药治疗股骨颈骨折在非手术疗法中独树一帜,该技术在国内居先进水平,提高了股骨颈骨折的愈合率,降低了股骨头无菌性的坏死率。他还创造性地提出使用髌骨钩治疗髌骨骨折,钢针撬拨复位和闭合经骨髓穿针内固定等有限手术技术操作。另外对于病情顽固的慢性骨髓炎的治疗,陈益群运用中西医结合疗法,提高了临床治疗效果。

陈益群还先后主持完成了多项省级科研项目。其中,"外展固定器治疗股骨颈骨折"获江苏省科技进步三等奖(1987 年),"镇痛牵引下脊柱推拿手法治疗腰椎间盘突出症的临床与机制研究",获江苏省中医药管理局科技进步奖二等奖(1993 年)。近 20 年来,代表其学术思想和观点的 10 多篇论文曾先后在《江苏中医》《江苏医药》上发表,并在全国中医骨伤科年会上交流。1983 年陈益群曾应邀赴日本金泽市进行学术交流。作为全国首批 500 名中西医结合专家之一,目前正在从事卫生部批准的 500 名全国老中医药专家学术经验继承人的带徒工作,现已经培养出一名学术继承人。在苏州市中医医院骨伤科的发展过程中,陈益群能够把握中医骨伤科的动态与方向,在制定专科建设规划、明确发展方向及培养人才等方面发挥了重要的作用,为苏州市中医医院骨伤科的发展做出了卓越的贡献。

(二)陈益群主要学术思想与临证经验

陈益群学贯中西、博采众长,从医几十载,是一位中西医结合骨伤科大家。他对四肢骨折的手法整复、腰椎间盘突出症麻醉下牵引推拿和外展牵引固定器手术治疗股骨颈骨折以及用有限手术治疗骨折、中西医治疗慢性骨髓炎等方面亦研究颇深,成就突出,在全国各类期刊发表了多篇学术论文。其特色治法经验介绍于下。

1. 麻醉下牵引推拿治疗腰椎间盘突出症 采用低位少量腰椎管内麻醉或静脉推注少量哌替啶基础麻醉下给予施术。自 1962 年开始截至目前,运用该法治疗近千例病例,有效率为 94.6%,治愈率在 84%,为非手术治疗该病疗效显著的方法之一。

适应证:诊断明确,年龄在 20~50 岁,无全身严重器质性疾病及麻醉禁忌证者。

(1)术前准备:体格检查及实验室检查,普鲁卡因试验阴性,术前 1 小时肌内注射鲁米那 0.1 g,50％葡萄糖 60 ml 静脉推注。

（2）麻醉：L_4、L_5 进针斜面向下,注射普鲁卡因 40～50 mg 于脊髓腔内,同时皮下肌内注射麻黄素 20 mg。15 分钟后施术或用哌替啶 40～50 mg 溶于 5％葡萄糖 50 ml 静脉注射,推注速度需缓慢,10 分钟后施术。

（3）手法步骤：① 对抗牵引：使用苏州市中医医院自制牵引推拿床,缚好牵引带,摇动牵引手轮,牵引重量由轻至重,女性和体弱者牵引量在 50～60 kg,男性和体壮者在 80 kg,持续 2 分钟,放松后休息 2 分钟,重复 3 次。② 抬腿屈髋牵张法：伸膝屈髋至 90℃,足背伸,计 3 次。③ 腰部推扳法：反向旋转骨盆及肩部,使腰部得以旋转,松解,重复 3 次。④ 腰髋引伸法：于侧卧位将腰髋极度后伸。术者一手掌推于 L_4、L_5 处按压,计 3 次。

（4）术后处理：① 绝对卧床半月,待疼痛缓解后开始做背伸肌锻炼。② 中药调理,初期祛伤止痛,中期行气通络祛风,后期调补肝肾,温经通络。③ 辅助治疗,可用按摩、理疗、封闭等处理残留症状。绝大部分病例一次手法即可逐步获得痊愈。少数患者见效不明显时,待 2 个月后再可施术 1 次。

2. 非手术治疗股骨颈骨折　股骨颈骨折多见于老年人,是创伤学中尚未解决的问题。采用中西医结合非手术治疗,骨性愈合率达 76.5％,股骨头坏死率在 8％。临床骨性愈合率与手术水平相仿,而股骨头坏死率则明显低于前者。该项课题获 1987 年苏州市科技成果二等奖,江苏省科技成果三等奖。

（1）适应证：年龄在 75 岁以下体质尚健无明显器质性疾患,骨折伴有移位,Garden 分类属Ⅱ、Ⅲ、Ⅳ型。

（2）麻醉及复位：采用 1％普鲁卡因 10 ml 做患髋关节内注射,10 分钟后即可达到麻醉状态,同时做患下肢股骨髁上麻醉后击入骨圆针备用,然后髋膝屈曲牵引复位。复位后下肢置于外展 25°、内旋 10°位。

（3）安置外展牵引器：套上苏州市中医医院自制之"外展牵引器",使患肢置于该器中,呈外展 25°,内旋 10°位,牵引量 2～3 kg,时间为两个半月。解除牵引后夹板再固定 1 个月,即可在床上开始活动,以后逐步离床活动。

（4）中药辨证施治：早期(1 周内)活血化瘀、理气消导。药用参三七、桃仁、枳实、蜣螂虫、生大黄、泽兰、泽泻、车前子。

中期(2～3 周)疏理气血、健运脾胃。药用当归、苏木、紫菀、桃仁、山楂肉、陈皮、白术、蟅虫。

后期(3 周后)补肝肾、壮筋骨。药用炙黄芪、当归、熟地、仙茅、怀牛膝、补骨脂、淡苁蓉、陈皮、川断、龟甲。

骨折 2 周后每周肌内注射苯丙酸诺龙 25 mg，计 8 次。

（5）康复锻炼：固定卧床期间利用吊环作提升和扩胸等活动，解除固定后积极作膝关节屈曲活动及持双拐下地活动，并密切观察，加强随访，防止股骨头坏死出现。其间可长期服用六味地黄丸、复方丹参片、人参养荣丸等。

3. 中西医结合治疗慢性骨髓炎　陈益群对于中西医结合治疗慢性骨髓炎有着独到经验，认为慢性骨髓炎属于中医附骨疽范畴，非手术治疗及手术治疗均可以应用中医药辨证治疗。自 1962 年起该病的临床研究，取得了满意效果，其治愈率甚高，具体方法介绍于下。

（1）内服方

1）急性发作期：多属阳证。证属热毒内蕴，正邪相搏。治宜清热泻火，排脓解毒。方用五味消毒饮合黄连解毒汤加减。药用金银花、连翘、黄芩、赤芍、蒲公英、川连、黑栀子、天花粉、生地、生甘草。便秘者加生大黄、玄明粉；小便短赤者加泽泻、车前子。

2）慢性期：多属阴证。证属久病体虚，气血两亏，邪毒稽留。治宜益气养血，扶正祛邪。方用阳和汤合八珍汤加减。药用生地、熟地、鹿角霜、大炮姜、生甘草、白芥子、麻黄、附子、党参、黄芪、白术、土茯苓。不思饮食加砂仁、陈皮。

术后临床多见气血两虚，脾胃不振。当益气养血，增补脾胃，方用十全大补汤加减。

（2）局部处理

1）若无死骨或仅有细小死骨者，可用五五丹、九一丹换药。

2）合并病理性骨折者，需按骨折处理。

3）有大块死骨者，采用手术治疗。

4. 三维手法并辅以药物治疗肩周炎

（1）三位手法松解肩关节粘连：① 用 1% 的利多卡因 5～10 ml＋40 mg 曲安奈德混合液于肩部痛点和关节囊、腔内注射。② 手法操作：痛点和关节囊、腔内注射后患者平卧在治疗床上，医生立于患侧，一手握住患肢的上臂并给予一定的牵引力，另一手扶住患肩防止手法松解时肩关节骨折与脱位的意外发生。然后在牵引状态下使患肩前屈上举、后伸上举矢状面的松解；外展上举、内收上举额状面的松解；水平面的旋转—内旋、外旋活动；最后多维方面的环转运动。在施行手法时可听见粘连松解的"咯吱"声响。对粘连严重、松解疼痛较重者可在麻醉下进行手法松解术,手法应由轻到重、刚柔相济、切忌暴力。

(2) 功能锻炼:患者在施行手术次日起可自主功能锻炼:前屈上举、后伸上举、外展上举、内收上举、内外旋转及肩关节的环转运动。每次间隔2周,2次为1个疗程。多数病例1个疗程即可获得显著效果。其遗留症状经自身锻炼和药物配合可逐渐消退。

(3) 疗效观察:① 肩部疼痛和功能评估。疼痛情况:0,无疼痛;1,轻度疼痛;2,明显疼痛;3,严重疼、持续性。功能情况:0,无限制;1,轻度受限(上举120°、外展>75°);2,中度受限(上举90~120°、外展45~70°);3,重度受限(上举<90°、外展<45°)。② 疗效评定标准。治愈:疼痛缓解或进到0级,肩关节功能正常,达到0级。显效:疼痛与肩关节功能均提高2级。有效:疼痛与肩关节功能均提高1级。无效:疼痛与肩关节功能同治疗前。③ 治疗结果:治疗41例,治愈15例,显效18例,有效7例,无效1例,总有效率97.6%。

陈益群倡导的许多中西医结合治疗方法,有独特性、实用性和科学性,如跟骨复位器结合克氏针经皮撬拨复位固定跟骨骨折(此法已被列为国家重点专科临床路径牵头病种)、髌骨钩牵引治疗髌骨骨折、经皮缝合内固定治疗髌骨骨折、超关节铰链夹板治疗胫骨平台骨折、过伸铝合金夹板治疗胸腰椎压缩性骨折等,其思路与理念仍对临床有指导意义。特别是陈益群在坚持传统特色治疗基础上,创立的"有限手术"理念,开创了苏州市中医医院骨伤科中西结合治疗骨伤疾病的新纪元。

(姜宏、戴宇祥)

第二节　日新月著,弘扬提升
——吴门医派葛氏伤科第三代传人简介

1974年,陈益群担任科主任之后,苏州市中医医院骨伤科得到了飞速的发展。而20世纪90年代初随着顾大钧、陈益群等人的退休,1992年3月,跟从顾大钧、李宗元传承葛氏伤科流派的龚正丰,接力执掌苏州市中医医院骨伤科,成为苏州市中医医院骨伤科发展历史上第三代学科带头人。薪火相传,继承发展,这为吴门伤科注入了新的活力,为苏州市中医医院骨伤科带来了新的发展辉煌。

龚正丰在继承和发扬中医传统特色的基础上,为科室的发展确立了中医为主、先中后西、中西结合的临床发展规划,并全面开展了骨科开放性创伤、骨折严重程度等传统中医无法解决的现代骨科治疗,全面提升了科室的临床诊疗水平。龚正丰担任科主任期间,1993年骨伤科被列为苏州市重点临床专科,1998年建设成江苏省中医药管理局重点临床专科,2002年成为国家中医药管理局重点临床专科建设单位,为苏州市中医医院骨伤科跃上今天的地位搭建了平台,夯实了基础。与龚正丰同时期的还有贺九龙、邬振和等人,共同组成了葛氏伤科的第三代传承人。

一、龚正丰及主要学术思想与临证经验简介

(一)龚正丰简介

龚正丰(图7),1940年10月出生于上海,主任中医师、教授、博士生导师,第三批、第四批、第五批全国老中医药专家学术经验继承工作指导老师,江苏省名中医,国家中医药管理局全国名老中医药专家传承工作室专家,苏州市首届健康养生文化节十佳养生专家之一。1992年3月至2003年3月担任苏州市中医医院骨伤科主任。

1961年10月考入苏州市中医大专班,1966年8月毕业,在苏州市中医医院工作,后任苏州市中医医院高级管理顾问,现任吴门医派研究院学术顾问。先后担任中国中医药学会骨伤分会委员、中国保健科学技术学会老年医学研究会副

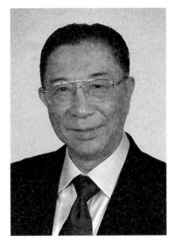

图7 龚正丰

理事长、江苏省中西医结合学会常务委员、江苏省中医药学会骨伤科专业委员会副主任委员、江苏省中西医结合学会骨伤科专业委员会副主任委员、江苏省药品评审委员会委员、苏州市中西医结合学会副理事长、苏州市中医药学会骨伤科专业委员会主任委员、苏州市中医药学会常务理事、苏州市中西医结合学会骨伤科专业委员会主任委员。

1982年12月加入中国农工民主党。历任中国农工民主党苏州市委第八

届、第九届委员会委员，中国农工民主党苏州市委九届委员会"三胞"委员会主任委员。1988 年当选为中国农工民主党江苏省第六次代表大会代表。1990—2005 年任中国农工民主党苏州市中医医院支部主任委员。1987 年 5 月—1990 年 4 月任苏州市金阊区第二届政治协商会议委员。1990 年 5 月—1997 年 2 月任苏州市金阊区政治协商会议第三、第四届委员，常务委员；苏州市金阊区人民代表大会第十三届常委，苏州市政治协商会议第九届、第十届、第十一届委员。1990 年、1994 年两次被苏州市人民政府记大功，1993 年被评为江苏省中医药先进工作者，1996 年被评为苏州市劳动模范，1997 年获苏州市优秀知识分子荣誉称号。

龚正丰为苏州市中医医院全国中医重点骨伤科学科带头人，在治伤技术方面，以中医为主，并能中西医融通，用手法、中药、练功、导引和手术等技术兼通来达到临床最优治疗，方技独特。他特别擅长手法整复关节内骨折，提出逆损伤机制复位骨折原则，并强调一切以患者的功能恢复为最终治疗目的，在国内首先提出了阔筋膜张肌紧张作为椎管外影响腰椎间盘突出症患者直腿抬高试验的观点；研制枳壳甘草汤治疗腰腿痛、通络解毒汤治疗强直性脊柱炎和芪藤汤治疗膝关节骨性关节炎均取得良好临床疗效。上述三方均已录入《国家级名医秘验方》一书。著有《老年疾病手法治疗学》《老年软组织损伤学》《中华医道·骨伤专辑》《吴门马氏喉科荟萃》四部著作，主审《腰椎间盘突出症——重吸收现象与诊疗研究》（1、2、3 版）。在全国性学术刊物发表论文数十篇。"外展牵引固定器治疗股骨颈骨折""镇痛牵引下脊椎推拿手法治疗腰椎突出症的临床与机制研究""牵引与推拿对颈椎生物力学影响的实验研究及其临床意义探讨"等研究课题分别获得江苏省科技进步奖三等奖、江苏省中医药科技进步奖二等奖；"痛风平对实验性急性痛风性关节炎抗炎镇痛作用的研究"获苏州市科技进步奖三等奖。

（二）龚正丰医事传略

1. 家学熏陶，理工转身　龚正丰祖籍武陵，清康熙初年自安徽迁居苏州，入吴县籍。其祖父龚模，字子范，开办永丰金行，是上海金业公所与金业学堂的创办者之一，有"候选布政司理问"的职衔，曾任上海市南洋中学校董。龚模长兄龚朴，字子良，早年考入吴县县学，后自修英语，是一生从教的秀才先生。次兄龚良，字子渔，曾是上海汇丰银行买办，懂英语。其四弟龚杰，字子英，

1895 年考试名列前茅,成为一名秀才,当时就以"精天文算学"而名声籍甚;1900 年其著作《读勾股六术》一书正式出版,从而扬名上海滩;1905 年创办金业公立小学堂;1907 年春回故乡苏州,任江苏省铁路学堂驻校监督;1908 年受邀兼任苏州市第一中学校长,此时正值叶圣陶、章君畴、顾颉刚等人在该校就读;1912—1913 年初任江苏财政司司长。龚杰作为一名数学家在文学上的成就也令人瞩目,1904 年创办小说期刊《新新小说》,并担任主编,还翻译了"法兰西革命歌琴谱"词,这也是《马赛曲》在中国最早的译本。

龚正丰家学渊源,祖辈好学善思,尤其对数学研究有创新奇才,可谓精通绝学,兼擅中西,这对龚正丰中小学及大学的学习,最终学习中医有深厚的影响。在幼承庭训的熏陶下他爱好广泛,善于学习,触类旁通,举一反三,能很快掌握新知识和新技术。中学时期就读于苏州市第四中学(原桃坞中学),当时的苏州市第四中学秉承桃坞中学的遗风,特别重视学生德、智、体全面发展,使其受到严谨治学氛围的熏陶。龚正丰在中学时代就是一个活跃而有创意的人,不仅学习成绩名列前茅,爱好也广泛多样。他积极参加课余体育活动,如学校的田径、排球、篮球等项目。他作为苏州市第四中学校排球队的一员参加了当年的全市中学生排球比赛,获得了亚军的好成绩,由此入选苏州市中学生排球队。

1956 年,龚正丰初中二年级时参加了首批苏州市国防体协组织的航模小组,当时全市仅有五六位成员在海虹坊小学的大殿中活动,成为一名业余航模运动员。他研制了三级牵引动力航模飞机,在江苏省航模比赛中取得好成绩,得到二级运动员、二级裁判员称号。高中一年级时,航模队李指导员,推荐他去保定航空学校学习,成为专职航模辅导员,但龚正丰一直希望高中毕业后能参加高考,继续接受高等教育,能在数学、物理上有所作为,将来做一名工程师,成为国家理工方面的人才。高中时期的学习他文理兼顾,但主要兴趣是在数、理、化方面。高中二年级时,学校教育改革试点,让学生上台授课,龚正丰当时讲解流体力学,不仅在理论上解释,还通过举例航模机翼的结构,生动地说明了流体力学的原理,让大家有了更直观的认识。龚正丰高中毕业时因成分问题没能如愿进入北京航空学院,而是考入了苏州师范学校数学系。后又由于历史原因,1961 年他转入了苏州中医大专班学习,从此与中医结下不解之缘。如今龚正丰提到当年的学习经历时,幽默调侃地说:"我从事中医药事业,是一个历史的误会。"

2.恩师启蒙,信步杏林 初进苏州中医大专班学习时,龚正丰对中医学一无所知,因这一"历史的误会"踏进了中医的神圣大殿,促成了他与中医结下了不解之缘,后成为一代名医大师。

1956—1966年,苏州市连续开办三期中医班,共有百余名学生,桃李遍及江南,学生学成后充实了苏州市中医医院、各区医院及各联合诊所等中医临床科室,使吴门医派后继有人,龚正丰即其中一员。苏州中医大专班的培养方法为苏州市所独有,以分散拜师带徒与集中上课(每周3个半日或整日)相结合的教育模式,授课老师都是江苏省内颇有造诣的名医,如吴怀棠、俞大祥、王硕卿、胡念喻、蒋颂椒等。教材内容除四大经典及当时南京中医学院(今南京中医药大学)的教材外,还有老师自编的讲义。如吴怀棠编写的《金匮讲义》与其他《金匮》类注释本不尽相同,对初学中医者是一本难得的参考书。他授课生动而细致,旁征博引,使学生们得益匪浅,现在看来这是一种有效的中医教育模式,更符合中医传承规律,经此培养出来的学生中医功底扎实,并在实践中不断感受、体验、揣摩和掌握,增强了中医的悟性,提高了理论水平和临床实践能力,真是"熟读王叔和,不如临诊多"。班内涌现出一批佼佼者,如金士璋、费国瑾、何焕荣、龚正丰、杨大祥、黄礼等,先后获得"江苏省名中医"称号。

当年龚正丰拜著名中医内科、喉科专家马友常为师,师生情笃,亲如父子。马友常三世业医,祖父马筱岩,父马觐侯,父子相传,继承有绪,历三世而医术精湛。继后马友常又拜吴门名医顾福如为师,学习中医内科,顾福如乃苏州最早的术兼中西医的医生之一。龚正丰随师临诊学习5年中,朝夕相处,口传心授,学习了马友常如何望、闻、问、切诊治患者,作风严谨,一丝不苟,辨病与辨证并重,注重整体观念,用药峻猛而又谨慎,反对执死方治活病,在用中药治疗内科、喉科疾病时常获神奇疗效。如有些演员急性声嘶,经马友常一二剂中药内服,即发音正常,重返舞台演出。胆囊炎、胆石症服马友常验方利胆丸后症状缓解,胆石排出,从中使龚正丰逐步在临诊中观察体验,启蒙解惑,认识到中医药是一个伟大宝库,对中医理论的真谛有了理解,从迷茫学习中医转为热爱中医。"热爱是最好的老师",使他学习中医的悟性渐渐显现,掌握了中医临床思维的途径,对以后从事中医骨伤科专业,传承和创新有其关键作用。

20世纪60年代中期,龚正丰因工作需要转向中医骨伤科临床,师从葛氏伤科传人顾大钧、李宗元等名医,至今已47年余。他满腔热情全身心地投入到骨伤科事业,终成为苏州市中医医院骨伤科学科带头人,使科室成为国家重点临床专科,在世人面前展现吴医骨伤特色和个人风采。龚正丰每当念起马友常老师,常怀感恩之情,一直认为没有当年恩师的启蒙和指点,哪里会有他的今天。马友常在"文革"中不幸逝世,"马氏喉科"的继承和发扬始终是龚正丰心底的一个癥结。他从事骨伤科专业近 50 年,虽然临床、科研、教育工作都十分繁忙,还在百忙之中与国家中医药管理局重点临床专科张家港市中医医院耳鼻喉科合作主编《吴门马氏喉科荟萃》一书,2013 年 6 月已由江苏科学技术出版社出版。其时,他顿感如释重负,喜悦之情不容言语,愿他恩师"马氏喉科"代代相传,发扬光大。

3. 孜孜以求,钻研骨伤　对于龚正丰来说,从内科、喉科转向中医骨伤科,又是一个从零开始的新挑战。上进的他便一心扑在临床上,很多东西不懂,白天看病,晚上看书,夜以继日。当年由于缺乏人手,不仅白天要上班,每隔一日还要值一次夜班,正是由于经历了这种"学医者人费"的艰苦与勤奋,加上病房、门诊,整复换药室、急诊的埋头苦干,在不断实践中练就了过硬的技术和手法。龚正丰 3 个月跟师临诊,半年后便独立坐诊接待患者,一年下来,骨伤科专业知识很快掌握了。正骨理筋手法跟从顾大钧、李宗元传承葛氏伤科流派。龚正丰总结其要点是:手法讲究轻巧,不用暴力,善用拔伸折顶手法;医患合作,在当时没有麻醉的条件下,诱导患者配合医生做手法,使疼痛控制在能承受的范围之内;筋骨并重,在复位中非常注重理筋手法,以筋带骨,使骨折复位;纸质小夹板固定治疗骨折的特色,使骨折患者能达到理想的固定效果;强调动静结合,以恢复功能为治疗的最终目的。

1970 年苏州市中医医院改名为"东风人民医院",科室体制调整后,把伤科、针灸科、推拿科三个科合并成立一个大科。但是把骨折病种单独划分开来,成立了骨折专科。其中只有顾大钧、龚正丰、邬振和三位医生,每日既要看门诊,又要管一个病区 30 多张床位的住院患者。因为是骨折专科,从早到晚来的都是骨折患者,加之苏州市中医医院葛氏伤科在江南地区相当有名望,远至上海浦东、青浦,浙江嘉善、嘉兴,江苏无锡、江阴的患者都慕名前来。当时交通条件不便,但是很多患者连夜摇着船也要来这里就诊。在没有手术后盾的条件下,加上许多患者都是慕名而来要求采用中医治疗,为此许多骨折的整复手法都是在 X 线透视下反复进行,直到满意对位为止。因此,医生每日的工作量很大,又要受到 X 线辐射。龚正丰在骨折专科 3 年的工作中得到了锻炼,生性好强不服输的他,要做就要做到最好,在这样的成长过程中练就了一整套手法整复骨折的硬本事,使他的骨折整复手法逐步由必然王国向自由王国迈进。这为他以后总结关节内骨折手法复位方法,提出"逆损伤机制"理论打下了坚实的基础。

4. 中西结合,两擅其长　　1973 年医院重新恢复为苏州市中医医院之后,适逢江苏省著名中西医结合专家陈益群从江苏省中医研究所调入。陈益群是中医外科出身,后经西医深造,再从全国第二届中西医结合学习班毕业。他的到来把西医骨科手术也随之带来,由此,龚正丰得到了西医骨科学及科研方面的启蒙,认识到单纯开展临床工作有其局限性,逐步开始重视理论及实践的总结。他不仅要进行具体临床工作,还要开展科研工作。当时,在苏州地区手法整复已经小有名气的龚正丰,为了在骨伤科临床工作中既有中医的手法,又有西医手术治疗的方法,他先后两次进修骨科手术,1976 年去苏州医学院附属第一医院骨科进修,初步掌握了骨科手术技能,1982 年又去上海瑞金医院骨伤科进修 1 年。那段时间他工作非常勤奋刻苦,值夜班后白天继续工作,以致劳累过度而十二指肠球部溃疡出血,仅接受基本治疗 3 周后又继续进修学习。在上海这段忙碌又收获颇丰的进修期间,龚正丰对中西医结合治疗创伤骨折技术有了进一步的提高。回医院工作后,在陈益群指导下,龚正丰顺利开展了创伤骨折的常规手术治疗。在上海进修期间他接触了踝关节骨折的 Lange - Hansen 分型,又通过深入研究此种分类原理,结合中医复位手法,提出并完善了"逆损伤机制"的正骨理论,为包括踝关节骨折在内的关节内骨折手法复位创立了新的方法学。

龚正丰是一位对正骨手法有着极深造诣的专家。他认为,作为一位骨伤科医生,既要善于逻辑思维,又要善于形象思维。运用正骨八法,通过逆损伤机制来打开回纳通道,顺利复位。这一步骤非常重要。如在骨折的手法研究中,他根据解剖学、生物力学和生理学,研究了骨折回纳通道的问题,并提高了手法复位骨折特别是关节内骨折的整复成功率。他还特别强调在整复骨折手法前,要把 X 线平片的二维图像,转化为三维空间的立体图形,刻画在医生的头脑中,做到心中有数,来指导正骨手法的"时空"走向(手法复位时间和复位步骤途径),力争达到有机的统一,使之"手随心转,法从手出",一气呵成,提高复位的成功率和优良率。如他认为对肱骨外髁翻转移位型骨折手法复位时,首先要打开骨折的回纳通道,然后仔细辨明骨折块移位方向,将其推向关节后方,做到"欲合先离,离而复合",最后"机触于外,巧生于内",迅速将前臂旋前并屈曲肘关节,通过利用伸肌群作用力和手法作用力两者的合力,达到骨折复位的效果。纵观肱骨外髁翻转移位型骨折,常常需要手术治疗才能达到良好的对位,但在龚正丰手下,则常常不需手术治疗就能达到解剖复位。关于"逆损伤机制"正骨手法,中央电视台生活频道"中华医药"栏目为此特意来到苏州摄制了专题片,并在国内外播放。

1976年7月28日发生唐山大地震,全国各地开展抢险救灾,苏州市医疗单位也参与接受分流部分伤员。在8月初苏州市中医医院骨伤科单独成立了唐山病区,一下接收了80名骨折脱位患者。这正是考验急诊抢救和创伤骨折处理能力的时候。在当时的时代背景下,这不但是医疗任务,更是政治任务,运用中医中药治疗,一定要达到良好的疗效,交出一份满意的成绩单。例如当时有一例伤后2周余的髋关节陈旧性脱位患者,20岁,肌肉软组织丰满,加之长时间脱位导致局部肿胀严重,使复位更为困难,龚正丰运用中医方法,先用中药热敷,继而推拿松解,再通过中医传统手法闭合复位成功。还有许多脊柱骨折的患者通过手法复位、功能锻炼,均达到了满意的疗效。在唐山大地震30周年纪念日之际,苏州医疗队回访唐山时,当年接受治疗的患者均身体恢复良好,生活安定幸福,此时再见到龚正丰时,真如见到了亲人,热泪盈眶,回想当时的医务人员对他们的精心治疗,大家都感激万分。在抗震救灾中吴门中医骨伤医技奇彩夺目,给人们留下了深刻的印象。

5. 领导科室,发展腾飞　龚正丰在20世纪80年代末成为苏州市中医医院骨伤科副主任,特别是1992年成为科主任,对骨伤科科室建设提出了新的规划与目标,他说:"首先我们是中医医院的骨伤科,中医特色必须突出,如果没有中医特色,我们的科室不能成为中医医院的品牌科室,这是科室立足的前提;其次随着时代的发展,必须中西医结合,如果单纯抱着中医疗法,故步自封,认识不到时代的进步和社会的需要,把西医的东西抛之以外,形成对立,则不利于发展。"

龚正丰领导苏州市中医医院骨伤科10多年期间,科学地、有计划地安排科室医生外出进修:第一次外出进修初步学习骨科创伤性疾病的手术治疗;第二次安排选定专科方向(关节、脊柱等)有目的的进修;第三次对专题专病进修加以提高,培养并完善形成了科室的整体梯队,为科室的发展预备了人才。同时还重视临床实验研究。龚正丰对大家说:"单纯做临床看了多少患者,只能得到局部地区的认可,如果没有科研不能体现科室的综合实力。培养现代中医精英人才,要做到学贯中西,纵横古今,善于融会贯通;开阔视野、与时俱进、发展创新。"

龚正丰强调言传不如身教,科室内部必须团结,要有正气,富含"正能量",倡导"团结、紧张、严肃、活泼"的科室氛围。在他领导下,苏州市中医医院骨伤科成为一个有战斗力的团队,1997 年就成为江苏省第一批省级重点科室,也是唯一的骨伤科科室;2002 年成为国家中医药管理局全国重点临床科室建设单位;2006 年成为国家中医药管理局全国重点临床科室正式单位。2011 年姜宏薪火相传,继续努力,终于使科室成为卫生部国家重点临床专科,在原有基础上苏州市中医医院骨伤科又进一步得到了发展和腾飞。

6. 致力科研,辛勤耕耘　龚正丰在临床工作中用心思考,潜心钻研,继承创新。经典学说认为,腘绳肌是影响腰椎间盘突出症患者直腿抬高试验的椎管外因素,但他总认为这些理论还不尽完善。根据临床观察与深思熟虑,他大胆假设阔筋膜张肌也是影响直腿抬高试验的又一椎管外因素。并通过几十例病例的临床观察和封闭治疗反证研究,证实了推论的正确性,论文发表在《中国中医骨伤科杂志》。对椎间盘突出症的非手术治疗,他突破了传统的固定模式,认为疼痛并非仅仅在于椎间盘突出物所造成的机械性压迫因素,还有无菌性炎症等多因素,均不可忽视。在研究中医药治疗腰椎间盘突出症的临床疗效机制中,他提出椎间盘可能发生形变或位移的观点,并阐述其发病机制,进而对提高疗效具有重要的指导意义。在腰椎间盘突出症的牵引推拿手法方面,他对传统麻醉下的推拿手法进行了改良,融入了当今"生物—心理—社会"这一医学模式,国内最早主张运用镇痛牵引下的脊柱三位(脊柱前屈位、侧屈位和后伸位)推拿手法,辅以反常态锻炼、心理疏导和中药内服等,此项目获1993 年江苏省中医药管理局科技进步二等奖,并被确定为全省推广应用项目。

龚正丰十分注重中医骨伤科临床经验的总结和提高。早在 20 世纪 80 年代初期研制的"外展牵引固定器"治疗股骨颈骨折,结合少年时期航模制作的经验,设计并研制的外固定支架灵活轻便,配合中医中药按骨折的三期辨证施治股骨颈骨折,提高了非手术治疗股骨颈骨折的骨性愈合率,降低了股骨头的坏死率,获 1986 年江苏省科技进步奖三等奖。临床实验药物研究"痛风平对实验性急性痛风性关节炎抗炎镇痛作用的研究"获苏州市科技进步奖三等奖。"牵引与推拿对颈椎生物力学影响的实验研究",获 2000 年江苏省中医药科技进步奖二等奖等。并主持或参与"膝关节骨性关节炎""骨质疏松症""强直性脊柱炎"等 10 余项科研项目。

龚正丰十分重视教育工作,数十年如一日,诲人不倦,做好带教传承工作。20 世纪 80 年代中医院校毕业的大学生陆续分配到科内,他们有较好的理论基础,但缺少临床实践经验。当时新进科室的医师均安排给科内骨干带教 1 年,跟随门诊抄方和病房工作,龚正丰从不保守,将自己学习的心得和盘托出,倾囊相授,告诉后学者,使他们很快熟悉骨伤科各项技术。例如整复骨折的手法,言传很难讲清楚,必须在实际操作中理解手法要点,通过手把手的指导,使年轻骨伤科的医师们对中医整复骨折手法均有较熟练的掌握。

1986 年起,苏州市中医医院骨伤科举办卫生部委举办的全国骨伤科高级医师进修班,为期 1 年,一共办了 18 期,来自全国近 20 个省市的骨伤科医师来院进修。龚正丰为了使全国骨伤科进修班具有吴门葛氏伤科的特点,组织全科授课老师编写讲义,讲义不仅有骨伤科基本理论知识,更突出了吴门葛氏伤科和科内一些独特的治疗经验,结合临床病例,理论与实践相结合,深入浅出,图文并茂,得到全国各地来医院进修医师的一致好评,桃李遍及大江南北。如今说到当时全国骨伤科进修班的情景时,龚正丰感叹道:"教育是双向的,如老师教学生,实际通过讲授的过程,反之对老师也是一次很好的充电和提高,这正是教学相长。做医生就要终身学习,学无止境!"正如他所说的那样,龚正丰虽已七十有加,至今学习新知识、新技术的热情不减当年,仍然不断更新知识,温习经典,处方用药、手法应用都能与时俱进,不断创新。龚正丰花甲之年以后,担任上海中医药大学硕士研究生导师,先后带教 3 位硕士研究生。并先后担任第三、第四、第五批全国老中医药专家学术经验继承工作指导老师,带教了 6 位学生,其中两位学生已获得硕士学位。龚正丰一贯重视教育,做好中医传承工作,终身不辍,贡献突出。

7. 白衣丹心,关爱人文 龚正丰认为习医必备要素有三:"非仁孝之士不可托也。""无德不成医,学医先学做人。""高情商是事业成功的必要条件。"平时工作中他言传身教,身先士卒。强调医学是一门需要渊博知识的人道主义职业,看病就是看良心,他非常推崇明代大家吴门名医缪希雍的名言:"作为医师,宜兴悲悯,当先识药,宜先虚怀,勿责厚报。"一个医生无论医术多么高明,不理解患者的医生是不合格的,应当设身处地地为患者着想,根据患者的心理状态、社会背景,再结合病情给予诊治,才是有素质有水平的医生。好医生除了要有扎实的专业功底之外,还得要有很好的人文背景。现代科学渗入医学,使得医学多元化，边缘化，渐渐忽略人文性。自古至今，中医学都十分强调人文医学。龚正丰从医经历处处体现对人文性的重视，所以他与患者间的关系更融洽，从心治伤。对骨伤科医生来说，在诊治中大概有这样几种常见风格，有的医生只看片子，不看患者；有的医生先看片子，再看患者；有的医生先看患者，再看片子。以人为本的理念，从中便可一目了然，而龚正丰绝对是一位先看患者的医生。他强调，首先要看出疾病的轻重缓急，同时要重视患者的心理状态和社会背景。多年来，调心治神、从心治伤已成为其临诊的一大特色。在诊治过程中，他始终遵循"但求人安康，宁可药生尘"这一为人民服务的宗旨，俨然有岳美中所倡导的"治心何日能忘我，操作随时可误人"的名师风度。

他认为作为一名医师具有高智商固然重要，但如若没有较高的情商，则无法成为一名优秀的医师。掌握处理人际关系的艺术和技巧，善于理解患者的情绪，充分了解患者的痛苦，利用良好的沟通技巧和高超的医疗技术，更好地解除患者的疾苦，这才是一名德艺双馨的好医生。

龚正丰的专家门诊"盛况"用门庭若市来形容是再恰当不过了，经他治疗的千万患者中，不但伤病治好了，同时因为其细致的服务，高尚的医德，患者都心怀对龚医生敬意和感激。曾有一位骨折患者是苏州市某高校离休干部，他在感谢信中表达："感谢贵院骨伤科专家龚正丰医师，他以对患者的高度负责精神，准确的病情诊断，采取切合实际最佳的治疗方案，亲切的语言，细致的操作，解除了我被汽车撞伤骨折的痛苦，还我以健康的身体，愉快的晚年。特致此函于贵院领导请予表彰。"并留诗一首：

> 医风正派医德高，医术精湛柔肠好。
> 救死扶伤尽天责，欢快祥和乐陶陶。

这真实地反映了龚正丰在治疗患者疾病时崇高的医德和高超的技术。

(三) 龚正丰主要学术思想与临证经验

1. 倡导"一体两翼"发展中医骨伤 对于中医骨伤科的发展，龚正丰注重倡导"一体两翼"的学术思想。即必须把中医骨伤科的理论体系和丰富的传统经验、流派特色以及正骨手法、古方作为主体，认真整理，挖掘研究，加以继承。同时，注意与我国传统文化和当代的先进科学技术的"两翼"相结合，借助这

"两翼"不断发展创新,使中医骨伤不断在新的高度上腾飞。"一体"强调主体必须是中医骨伤科的理论体系和丰富的传统经验及流派特色,而不是所谓的"中医西医化"的中医骨伤科。"一体"强调的是中医骨伤科的继承性,中医骨伤科的发展一定不能离开继承,没有继承,中医骨伤科就成为无源之水、无本之木。继承是中医骨伤科发展的基础和前提,继承的意义在于中医骨伤科在发展的过程中保持精髓,始终围绕着中医骨伤科的特色优势发展。"两翼"强调中医骨伤科的开放性、包容性和创新性,我们要继承传统优秀的东西,但不能画地为牢,故步自封。

中医骨伤科作为自然科学的医学科学中的一个分支,发展一定要与时俱进,接受一切有利于这门学科发展的东西,否则就难以进步。龚正丰认为最能促进中医骨伤科发展的是我国的传统文化和当代的先进科学技术。因为中医本身就脱胎于传统文化,与我国传统文化有着千丝万缕的联系,传统文化中优秀的东西与中医骨伤科相结合是中医骨伤科的特色优势。如临诊时根据传统文化"天人合一"的思想,不是孤立地看待一个症状、一个患者,而是把人看成一个有机的整体,并且把人与社会、自然联系起来,重视患者的情感心理治疗,屡获奇效,这与"生物—心理—社会"医学模式不谋而合。当代的先进科学技术是使中医骨伤科腾飞的另外一翼,只有借助当代的先进科学技术,中医骨伤科才能更好地发展。

龚正丰认为中西医应该互相取长补短。例如在诊断方面,西医学有优势,应该借助现代科学技术,先进的检验、诊断仪器作为中医诊断的辅助手段,弥补了传统"四诊"的不足,提高了中医诊断疾病的准确率,这也可当作中医四诊的延伸。片面追求"望闻问切""手摸心会"是不够的。中医骨伤科只有借助当代先进科学技术才能不断深入,不断创新,不断提高。既不能因为现代医学理论的发展,而否定中医的理论,也不能墨守成规,把中医禁锢在几百年甚至几千年前的原有模式中。中医骨伤科只有在自己的道路上,借助"两翼",不断创新,才能不断发展。

龚正丰在传统骨伤科理论和方法的基础上,运用现代医学的生理解剖、生物力学、实验手段,在中医骨伤科许多方面不断创新,如在国内首先提出了阔筋膜张肌紧张作为椎管外影响腰椎间盘突出症患者直腿抬高试验的观点;对于腰椎间盘突出症的非手术治疗,突破了传统的思维模式,在国内最早主张运用镇痛牵引下的脊柱三维推拿手法,辅以反常态锻炼、心理疏导和中药内服等,提高了保守治疗的成功率;研制的"外展牵引固定器"治疗股骨颈骨折,提高了非手术治疗愈合率,降低了股骨头坏死率;在关节内骨折的治疗方面,总结了一套逆损伤机制的正骨手法,具有痛苦小、疗效好的特点,这些成果都是"一体两翼"思想在龚正丰学术思想及临诊实践中的具体体现。

2. 注重整体观念,强调标本同治　骨伤科疾患的发生和发展,与经络脏腑有密切的联系,通过经络脏腑而起变化。《杂病源流犀烛》有云:"损伤之患,必由外侵内,而经络脏腑并与俱伤。"《正体类要》曰:"肢体损于外,则气血伤于内,营卫有所不贯,脏腑由之不和。"龚正丰认为,骨伤科疾患如骨折、扭伤等,虽伤在局部,与整体息息相关,相互作用,相互影响,治疗当从整体出发。而骨伤科医生诊治时极易忽略整体的变化,而仅使用手法来整复骨折脱位及其他伤情,不参脉理,不审虚实,特别是遇到多发伤、复合伤时,更易误诊,延误治疗,甚至危及生命。

对于整体观念的理解,其一是需要内外兼治,将辨证施治贯穿于内外治疗及手法治疗之中。人体受到外伤,多会先有体内气血脏腑功能的紊乱,其轻重程度可反映到受伤部位的肿痛及肢体的功能障碍,甚至反映到全身,如烦躁、作呕、便秘、不思饮食等。从全身证候的表现来判断脏腑病理变化,从脏腑损伤的程度来判断局部的创伤性质。要由表及里,由里及表,表里结合,标本兼治。其二是对骨伤疾病的诊治必须有整体观念,如腰痛的诊断,不能单从骨伤专业去考虑,要从望、闻、问、切分析判断有否肾病、妇女病等;在治疗腰痛病时,又要结合患者性别和年龄,标本同治,全面把握。其三是不仅需要注重治疗,更要注重功能锻炼,将功能锻炼融入骨伤科治疗的全程,使骨折的愈合与功能恢复同步,缩短骨折治疗时间。又如肩周炎,龚正丰主要辅导患者做其亲自设计的导引术,疗效显著。其四是身心同治,给予患者治愈疾病的信心,对抗焦虑情绪,对治疗大有裨益。常采用疏肝解郁,镇静安神之剂。

龚正丰认为气血的调理需分清主次:对于一般外伤,多属气滞、血瘀兼而为病,治当"以血为先";宜活血化瘀、通络止痛为主,而佐以理气、行气。对于一般的内伤,其治多"以气为主",而予顺气行气,佐以活血通络。总之"以血为先"是气血兼顾之常法,"以气为主"是气血兼顾之变法。间若出现脏腑功能失和者,则相应而调之。对于慢性劳损性疾病,如腰腿痛患者,则当根据辨证采用益气化瘀通络等法;对于因外伤失血过多的患者,后期当补气生血与行气活血合用;对急性出血患者,还可外用药物止血敛创。

　　龚正丰认为,补益肝肾法是骨伤科内治法的精髓之一。就整体观念而言,无论是骨折、筋伤、脱位,还是内伤腰腿痛、痹证、痿证等的治疗都应贯穿补益肝肾之法。肝能藏血,血能养筋,《素问·痿论》提到:"肝主身之筋膜。"《素问·经脉别论篇》:"食气入胃,散精于肝,淫气于筋。"肝将水谷精微输送至全身,发挥濡养作用,若肝血虚,则筋脉不得濡养,就会产生各种急慢性疼痛,活动不利。肝郁气滞,则疼痛不适加重。肾藏精,主骨生髓,为"作强之官""先天之本",筋骨的强健有赖于肾精的充足。肝肾气充则筋骨坚强,尤其在损伤后期,筋骨尚未充实,补益肝肾可加快损伤修复。对于年老体衰骨质疏松的骨伤科患者,更应注重补益肝肾法的运用。

　　整体观念中标和本是一对辩证关系,标是本的外在表现,本是标的内在本质。本决定标,标反映本。龚正丰在扎实的中医理论基础和丰富的临床经验上,吸取前人的经验,提出标本同治的辨证思想:即在辨清标本的基础上,用药既照顾到治标,也兼顾到治本,双管齐下,从而提高疗效,缩短疗程,减轻痛苦,使得治疗用药事半功倍。但标本同治不是不分主次,堆砌药物,而是根据病情、病期等的不同有所侧重,辨证用药。例如对于腰椎间盘突出症,一般认为其病因为风寒湿阻、气滞血瘀、肝肾亏虚等,龚正丰认为风寒湿阻、气滞血瘀为标,肝肾亏虚为本,如在急性期,其主要矛盾在气滞血瘀、风寒湿阻,龚正丰则主要用祛风胜湿、活血化瘀的药物,如当归、丹参、土茯苓、生薏苡仁、威灵仙、木瓜、防风等,以缓解症状。急性期缓解后,主要矛盾则转为肝肾亏虚,龚正丰则主要用补益肝肾的药物,如二仙汤、杜仲、肉苁蓉等。对于骨折延迟愈合或骨折不愈合的患者,龚正丰认为早期主要治则为活血化瘀,中、后期则主要为补脾胃和补肝肾,脾肾两补。龚正丰标本同治的思想即符合"急则治其标,缓则治其本"的治疗原则,是骨伤科疾病中医治疗中止痛观念的体现,又在此基础上有所创新。

　　3. 治疗注重气机,巧拟方药理伤　　中医学认为气是不断运动着的具有很强活力的精微物质,是构成和维持人体生命活动的最基本物质,气能行血,血属阴主静,不能自行,有赖于气的推动,气滞则血滞,气行则血行。血液的运行,有赖于心气的推动,肺气的宣发布散和肝气的疏泄调达,气为血之帅。龚正丰认为腰痛患者很重要的一个病机就是气滞血瘀。但龚正丰临诊用药时不是单纯活血化瘀,而是根据不同患者的不同情况,因人而异,因病而异,辨证用药。若患者存在气虚,气虚以致不能行血,导致血瘀的,则注重补气。补气活血,以气行血,辅以活血化瘀中药,双管齐下,获效颇佳。龚正丰补气喜重用黄芪,黄芪有补气升阳,益卫固表,利水退肿的功效。补气后能以气行血,纠正气滞血瘀,或是气虚血瘀。若是患者没有气虚,只是由于气滞引起的血瘀,则主要理气,理气则常用枳壳等。在扎实的中医药理论基础和多年的临床经验上,结合现代药理学理论,龚正丰研制了枳壳甘草汤:临床上一般治疗腰痛症常用活血化瘀之法,但有时往往疗效不甚满意,龚正丰不从流,不泥古,创造性地运用枳壳来理气活血,从而使得疗效有了明显提高。其组方为枳壳、甘草、当归、丹参、三棱、莪术、牵牛子。枳壳具行气宽中除胀、消积化痰除痞之功效,现代医学证实有消炎镇痛以及松弛平滑肌,从而降低腹压、颅内压的功能,甘草具有益气补中、缓急止痛、调和诸药的功效,并且甘草有类糖皮质激素的功能,对于缓解炎症水肿颇有裨益。当归、丹参活血,三棱、莪术破血化瘀,牵牛子利水。如在急性期加用生薏苡仁、土茯苓化湿利水,慢性期则加用山慈菇软坚散积。组方严谨、科学,经多年临床验证疗效良好。

4. 善用攻下大法,妙治胸腰蓄瘀　龚正丰对骨伤瘀病擅用下法。跌打损伤后,必先外伤筋骨,内伤气血,经络破损,气滞血离,六腑气机不宣。瘀滞为其主要病因。而下法能通利二便,荡涤瘀血,祛瘀而生新,使得经络通顺。故而下法貌如治标,实为治本,乃是伤科内治中治本法之一。

胸腰椎骨折和骨盆骨折在损伤初期,常见腹膨作胀,便秘,矢气不作,小便困难,甚至恶心呕吐,使患者烦躁不安,骨折部疼痛加剧。龚正丰认为此类骨折损伤之后瘀血滞留,六腑气机失宣,膀胱气化失常;亦可使督脉受累,而督脉总督手足三阳经,当足阳明大肠经受之,必将累及其脏腑。《素问·缪刺论篇》云:"有所堕坠,恶血内留,腹中满胀,不得前后,先饮利药。""六腑以通为用。"临床上应用下法,即所谓泻胃肠逐瘀法和泻膀胱逐瘀法,有效减轻了腹膜后血肿的压迫和降低腹压,同时脑脊液压力也下降,可以减轻症状,改善全身情况,促进恢复,每每取得良好效果。患者二便通调后疼痛明显减轻,精神一振,甚至有些患者可免去输液禁食等治疗,同时能遵照医嘱实施其他医疗措施。

肋骨骨折,甚者合并气血胸、肺部感染等,患者常见胸胁疼痛,咳嗽气急,咯痰困难,不能平卧等临床表现。这些患者同时常见腹胀痞满,大便秘结,从而使胸痛气急等症状更为严重。龚正丰认为:胸为肺之分野,肝经循两胁,胸胁损伤,气血瘀滞,壅阻肺络,肺主气,有宣通肃、降气机的作用,肺气失宣,必致肺之通调水道功能受影响;肺与大肠相表里,若热传阳明,则有腑实之证。

《内经》说："当病坠若仆,因血在胁下,令人喘逆。""诸气膹郁,皆属于肺。"龚正丰以为肺主气,败血必归肝,肺肝两经立法治疗肋骨骨折。临床上常见患者症状改善缓慢,而用下法,即泻肺逐瘀法,泻下同时佐以理气化痰、活血止痛之剂。大便通畅后,阳明实证先解,腹胀消除,气机通畅,胸胁疼痛等症当即好转。

牵引手法推拿治疗腰椎间盘突出症时,术后患者一般出现腹胀、小便不利、大便秘结等表现。《伤科汇纂》引"直指"说:"瘀在腰脊里,地龙散,实者,桃仁承气汤;久者,四物汤加桃仁、苏木、酒、红花治之。"龚正丰综其意,术后配合内服中药,常用枳壳甘草汤加生大黄,待便通尿解之后腰腿痛症状也随之渐消。从西医角度认为腰痛患者如果大便不通,则肠蠕动减缓,肠道内积气积粪,肠管扩张,致腹内压升高,然后引起脑脊液压力升高,椎管内压力升高,刺激脊神经根,引起或加重疼痛。故龚正丰对腰痛患者有无便秘情况极为重视,认为在治疗腰痛首先要解决便秘问题,否则极有可能事倍功半。

下法常用药物峻猛,故常言年老体虚,素有痼疾,气血失亏等,不宜使用。如王好古有"虚人不宜下者,宜四物加山甲"之说。龚正丰通过临床观察认为:脊柱、骨盆、肋骨骨折等患者,在初期常见腑实之证,如体虚,虑用下法有弊,则使诸症不得缓解,根据急则治其标。虽本虚但标实者,当下则下,不可贻误时机,而使虚体更虚,真正失去应用下法的好机会。当然辨证处方必要因人、因病制宜,尚有峻下、润下之分,药物剂量有轻重之别,太过必伤正气。

下法方剂甚多,临床上常用桃仁承气汤、大承气汤、复元活血汤、增液承气汤、鸡鸣散等,其中一味生大黄为主药。生大黄大泻血分实热,行瘀散结,下有形积滞,荡涤胃肠,体虚用之,意甚深微,乃浊阴不降,清阳不升,瘀血不去则新血不生。故龚正丰所用下法方药中均用生大黄为主药,现代医学发现,生大黄能够活血化瘀,改善微循环,清除肠道内细菌和病毒,促进新陈代谢的功能。如要峻下,则与玄明粉同用,取玄明粉咸寒,软坚润燥,破血泄热,消痞除满,通调肠胃之功。生大黄用量在 10～20 g,玄明粉用量在 5～15 g。此类患者运用峻下药后少见大便泄泻多次,多见为一次宿屎大量且奇臭。便后患者精神清爽,自觉舒适,腹胀消除,诸症锐减,胃纳大振。而脾胃为后天之本,气血生化之源,脾胃健运,则有利于筋骨生长,伤病恢复。龚正丰同时也将"下法"灵活运用到其他骨伤科疾病中。

5. 治伤从内论治,重视脾胃学说　龚正丰认为在外伤的病因病机分析和辨证论治过程中,均应从整体观念加以分析,既要辨治局部皮肉筋骨的外伤,又要对外伤引起的气血、津液、脏腑、经络功能的病理生理变化加以综合分析,特别是损伤后对脾胃的影响。

脾主肌肉四肢。《素问·痿论篇》说:"脾主身之肌肉。"《灵枢·本神》说:"脾气虚则四肢不用。"全身的肌肉都要依靠脾胃所运化的水谷精微营养,一般人如果营养好则肌肉壮实,四肢活动有力,即使受伤也容易痊愈;反之,若肌肉瘦削,四肢疲惫,软弱无力,则伤后不易恢复。所以损伤后要注意调理脾胃功能。胃气强则五脏俱盛,脾胃运化功能正常,则消化吸收功能旺盛,水谷精微得以生化气血,气血充足,输布全身,损伤也容易恢复。如果脾胃运化失常,则化源不足,无以滋养脏腑筋骨。胃气弱则五脏俱衰,必然影响气血的生化和筋骨损伤的修复。所以有"胃气一败,百药难施"的说法。这是脾主肌肉,脾主四肢,四肢皆禀气于胃的道理。现代医学认为严重创伤的患者胃、十二指肠可并发应激性溃疡,其机制尚不十分清楚,可能与胃黏膜屏障功能紊乱有关。主要症状是胃肠道出血,发生部位多在胃部,而且常为多发性。创伤后一般反应是胃肠道功能减退,蠕动迟缓,唾液和胃液分泌减少,吸收时间延长。

损伤早期,不论是皮肉损伤,还是骨断筋裂,伤肢局部固定或制动,伤者多卧少动,甚至绝对卧床休息,不能正常的活动。因"脾主肌肉四肢",肢体固定制动、卧床少动或卧床不动,则气血运行不畅,脾胃气机阻滞,运化失健,消化功能突然下降,故伤者食欲不振,纳谷不香,脘腹胀满,大便干结,数日一行,舌苔厚腻,脉弦实。证属损伤早期,气血瘀滞、运化失健,治拟理伤与调胃并举。患者受伤后饮食的改变也会对胃肠功能造成不良影响,家属大多会急着给患者进行食补,增加营养,使患者的食谱由粗变细,过食滋腻之品,减少了一些粗纤维食品的摄入,使胃肠蠕动减弱。骨折的患者民间喜欢进食一些骨头汤,以为可以补钙促进骨折生长,其实这种油腻厚味之品容易助湿生痰,滞脾呆胃,中焦气机湿阻,运化失常,吸收不良,气血生化乏源,反而不利于骨折的生长和愈合。伤者躺在床上,怕在床上大小便麻烦,故意减少了三餐的纳量,只挑精细滋补的食物吃,改变了脾胃的正常受纳习惯,以致大便干结难解,脘腹胀满不舒,恶心欲吐,苔腻脉濡。证属脾胃湿阻气滞。治拟消食健运,理气和胃。损伤性疾病一般来得比较突然,病情较重,预后多变,有的是车祸伤,有的是工伤事故,还有的打架斗殴所致,往往涉及许多社会问题和其他矛盾,患者就会想不通,心中多有怨气,吃不香睡不着,要是留下残疾,还会造成巨大的心灵创伤。这些患者一般对今后的前途问题想得很多,对家庭问题、经济问题也会顾虑重重,心情抑郁,思虑过度,肝郁气滞,肝气横逆犯胃,肝胃不和,嗳气吞酸,脘腹胀满,矢气即舒,便溏溲赤,舌红苔腻脉弦或濡。治疗当疏肝理气,健脾宁神。

因此,龚正丰在骨折三期辨证用药时时刻顾及脾胃的调理。损伤早期多实,一般以活血化瘀为治,每每伤及脾胃,故兼加调理脾胃之剂,使脾胃调和,气机通畅,气行则血行,瘀散则肿消,伤处疼痛逐渐缓解;病至中期,局部气机不畅,瘀血未尽,正气渐衰,本虚标实,扶正驱邪并用,益气养血、健脾和胃,气血旺盛则气顺瘀散;骨折后期当补肝肾,强筋骨,但仍需兼调脾胃,在脾胃健运的基础上投以滋补肝肾之品,更奏良效。龚正丰在多年的临床经验中发现脾胃好的骨伤患者疗效也好,故将补脾胃提高到等同于补肝肾的地步,这一思想来源于临床,启发于李东垣的"脾胃论",又被临床证实是正确的。

6. 强调治未病,防治骨疏松 中医"治未病"未雨绸缪、防微杜渐的预防思想对后世一直有着深远的影响,也是中医学的理论基础之一。从《内经》到医圣张仲景,从孙思邈到后世医家如朱丹溪、叶桂等都对治未病有专门的认识和论述。

龚正丰认为,治未病,包括未病先防和既病防变、瘥后防复三个层面的含义。未病先防是指在疾病未发生之前,做好各方面的预防,以防止疾病的发生,这是"治未病"的关键。既病防变,是指疾病已经发生,则应力求做到早诊断、早治疗,防止疾病的发展和转变。瘥后防复,是指疾病痊愈后继续巩固疗效,预防复发。中医治未病不仅包含了积极调整亚健康、亚疾病状态,控制疾病的发生,还包括患病之后,防止加重和各种并发症的出现,能够极大地减少患者的痛苦,减轻患者个人、家庭和社会的经济负担。

骨质疏松症是一种老年退行性疾病,女性的发病率显著高于男性,特别是绝经后妇女的发病率是男性的 6 倍。骨折与致残是骨质疏松症最严重的后果,给患者带来极大的痛苦,严重影响生活质量,同时也给家庭和社会带来沉重的医疗负担。目前医学上尚无安全有效的骨质疏松症治疗方法,所以预防比治疗更为重要。龚正丰以"治未病"理论为指导开展骨质疏松症的三级预防,在人群中进行骨质疏松症健康教育和健康管理,培养人们"预防为主"的观念,提高自我管理能力,减少中老年时期特别是绝经后妇女骨质疏松症的发病,预防骨折的发生。

（1）未病先防：青壮年时期尽可能拥有高的骨峰值，并使骨峰值维持较长的时间，40 岁以后围绝经期、绝经后尽可能延缓骨量快速丢失。① 调摄情志，平衡心态：人有喜、怒、忧、思、悲、恐、惊，人的七情过激就会损害健康，养生先要养心。中医认为"阴平阳秘，精神乃治"，保持积极乐观的情绪、平静和谐的心境，则气血脏腑调和，百病不生。现代医学证明健康良好的情绪，有助于提高机体免疫力，减少中老年骨量的丢失，降低骨质疏松症的发病率。② 调节饮食，均衡营养："养生之道，莫先于食"，膳食结构搭配合理是早期预防骨质疏松症的关键。钙与骨骼代谢有密切关系，是形成骨组织的主要成分。补钙应以食补为主，牛奶是饮食钙的最佳来源，其他含钙较丰富的食物如豆制品、骨头汤、虾皮、小鱼、卷心菜、大白菜等。在补钙的同时要注意补充维生素 D 和磷、锌、铜、镁等微量元素，均衡营养，使青春期储备更多的骨矿物，争取获得理想的峰值骨量。③ 坚持适当的体育锻炼，"生命在于运动"，运动是防治骨质疏松症最有效、最基本的方法之一。从儿童、青少年时期开始就要积极参加各种体育锻炼，从事多种多样的活动，从各个方向，以不同强度作用于全身骨骼，使之茁壮成长、粗大强硬。成年人适当的运动有助于骨量的保存，但如果运动终止，则增加的骨量可能再度丢失，因此长期不断的运动刺激至关重要。老年妇女运动锻炼可改善机体功能，增加肌力及平衡协调能力，提高自理能力。体育锻炼贵在坚持。老年妇女运动锻炼要根据个体条件量力而行、循序渐进，劳逸结合、适可而止，可参加散步、慢跑、太极拳等，运动过程中注意安全，防止摔伤。④ 起居有常，建立健康的生活方式：《内经》曰"起居有常，不妄作劳，故能形与神俱，而尽终其天年，度百岁乃去""起居无常，故半百而衰也"，中医认为人与自然界是一个整体，强调顺应四时自然变化规律，日出而作，日落而息，生活起居有规律。老年妇女气血亏虚，脏腑功能衰退，易受外邪侵袭，夏、冬季节应防暑热、寒邪中伤，春秋季节气候适宜可增加户外活动。维生素 D 可以促进肠道的钙吸收，坚持每日接受半小时的日光照射可有效地预防维生素 D 的缺乏，在早晚阳光较为柔和的时候进行，每日 1 次，每次 30 分钟左右。

（2）有病早治，既病防变：评估骨质疏松症高危人群，如高龄妇女，特别是绝经 5～15 年的妇女，尽早进行有效治疗，雌激素替代治疗和补钙（抑制破骨细胞，促成骨细胞生长的药物、促肠道吸收钙剂的药物和一般的钙片等）是目前比较肯定的治疗骨质疏松症的方法；龚正丰从补益肝肾、强筋壮骨着手，研制骨密葆（生黄芪 20 g，补骨脂 10 g，首乌 15 g，肉苁蓉 10 g，怀牛膝 10 g，莪术

10 g,海螵蛸 30 g)和二仙汤(仙茅 10 g,淫羊藿 10 g,生地 15 g,知母 10 g,地龙 10 g,巴戟天 10 g)治疗骨质疏松症,可以防止骨量继续快速丢失。同时加强监控及健康指导,采取针对性建议、措施,避免骨折的发生。骨折后必须尽快复位,选用合适的固定方式。

(3)瘥后防复:骨质疏松性骨折治疗期间,龚正丰强调早期功能锻炼和勤晒太阳。因这些病患者大都需长期卧床,易发生快速骨量丢失,因此强调早期进行肌肉的主动和被动功能锻炼,尽早活动未固定的关节,尽量减少卧床时间。同时积极地采用中西医药物进行抗骨质疏松治疗,促进骨折尽快愈合和预防再次骨折,更为重要。

7. 接骨续损,创新手法 龚正丰临证 50 余年,在继承、总结前人经验的基础上,将中医骨伤科手法分为三大类,一为检查手法,二为正骨手法,三为治筋手法,运用手法时要求"稳而有劲,柔而灵活"。强调要做到检查手法,手摸心会;正骨手法,灵巧快捷;治筋手法,筋脉归槽。将大大减轻骨伤患者的痛苦。清代钱秀昌《伤科补要》云:"医者心明手巧,知其病情善用手法治之多效,若草率不效,误人不浅。"

龚正丰总结了手法整复骨折的要点,首先认为以往医者无论应用八法或十法整复骨折,尽凭经验复位,难免带有盲目性,经常是知其然而不知其所以然。而龚正丰创造性地提出了逆损伤机制骨折手法整复理念,开创了中医手法整复骨折新的一页。可在有的放矢之下施行手法复位,真正做到了知其然,更是知其所以然。

龚正丰在 20 世纪 80 年代即已提出逆损伤机制骨折整复方法,所谓逆损伤机制,就是指骨折原道返回,也是龚氏复位法的精髓。逆损伤机制,概括来讲,主要开放骨性通道和软组织通道。其中软组织通道更为重要,它将决定骨折断端能够相互接触,要保持通道的正常开口,在没有了解损伤机制的情况下复位,反而容易使通道被骨折块、软组织阻挡。比如肱骨髁上骨折,在没有纠正旋转的情况下,直接拔伸,容易导致骨折块骑跨,软组织嵌顿。因此肱骨髁上骨折的复位步骤按照逆损伤机制原则为先复位旋转移位;再复侧方移位;最后解决前后移位。同时一旦突破了软组织的通道以后,骨折断端经常已经基本对位(除了部分粉碎性骨折以外),这时只要结合一些基本的挤、按、端、提等正骨手法就可以完成骨折的复位。根据心中立体的影像图,结合逆损伤机制,运用以上基本的复位手法,即能达到满意复位的效果。

二、贺九龙及主要学术思想与临证经验简介

(一)贺九龙简介

贺九龙(1943—),浙江宁波人,副主任医师(图8),1964年至今,工作于苏州市中医医院骨伤科,为吴门医派葛氏伤科传承人。

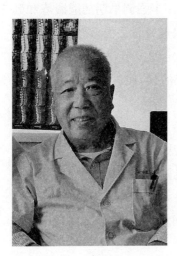

1959年从师黄雪帆、黄一峰、奚凤霖等老中医学习中医内科5年,1964年起随师葛云彬夫人周玲英、李宗元、顾大钧学习中医伤科,于1964年毕业于苏州中医大专二班。曾赴江苏省中医院、苏州大学附属第一医院骨科进修。1988年8月,任苏州市中医医院骨伤科副主任;1990年5月至1992年2月任骨伤科主任;1991年11月任行政副院长,承担苏州市中医医院全国骨伤科学习班授课临床带教工作。临床擅长运用传统中医学诊治四肢骨折脱位、腰腿痛、颈肩综合征、骨关节炎、软组织损伤等。

图8 贺九龙

(二)贺九龙主要学术思想与临证经验

贺九龙临床诊治伤科疾病注重整体观念,强调辨病与辨证并重;以气为主,以血为先;筋骨并重,内合肝肾;手法轻灵,内外兼治。其辨证治疗学术思想总结如下。

1. 伤科脏腑综合辨证　注重调和畅达气血;注重肝、脾、肾脏腑功能;注重肝主疏泄,肝主筋功能;善用养血柔肝,舒筋活络之法;善用补肾益精生髓之法。

2. 颈腰痛治疗　扶正祛邪、标本兼治;重视脾肾、统筹治疗;重视活血及虫类药使用;因时因人制宜。

3. 骨折脱位治疗　功能至上为原则、不过分追求解剖复位;有限外固定＋持续有效功能锻炼;活血化瘀法贯穿三期辨证始终;注重理筋手法、筋骨同治;手法轻巧、循序渐进。

4. 临床经验方　主要有颈椎病之颈痛汤、腰腿痛之腰痛汤等。

(1)颈痛汤:桂枝10 g,葛根30 g,羌活10 g,当归10 g,黄芪30 g,川芎

10 g,红花 6 g,防风 10 g,威灵仙 30 g,鸡血藤 30 g,姜黄 10 g。功效：养血柔肝,舒筋活络。加减化裁：伴寒湿者,加生姜、肉桂散寒祛湿;久病入络、多痰多瘀,加桃仁、半夏、制南星化痰逐瘀;颈肩酸胀甚,加延胡索、炒白芍活血除胀;伴湿热,加黄柏、车前子清热祛湿利尿;疼痛麻木突出,加乳香、没药活血通络止痛。

（2）腰痛汤：独活 10 g,桑寄生 10 g,当归 10 g,川断 10 g,狗脊 10 g,淫羊藿 10 g,肉苁蓉 10 g,补骨脂 10 g,延胡索 10 g,防风 10 g,威灵仙 30 g。功效：活血通络,补肝强肾。加减化裁：疼痛明显,加制川乌、制草乌通络止痛;湿热证伴舌苔黄腻,加青蒿、六一散清热利湿;寒湿证伴舌苔白腻,加藿香、佩兰芳香化浊祛湿;瘀血证伴舌质隐紫,加桃仁、红花活血化瘀;疼痛麻木突出,加红景天、黄芪通络益气止痛。

贺九龙擅长整骨手法和理筋手法,用于治疗急慢性损伤和颈肩腰腿痛。自 1971 年以来的 30 多年来,凡全国在苏州举行的篮球、排球、足球、羽毛球、体操等体育比赛或训练,他均代表苏州市中医医院骨伤科作为赛事的骨科保健专家,为队员们提供精湛的医疗服务,受到省市体育部门的好评。

（李红卫、张志刚、孙书龙、陈华、姜宏）

第三节　群英荟萃,创新发展
——吴门医派葛氏伤科第四代传人简介

2003 年 4 月姜宏接过了龚正丰手中的接力棒,担任苏州市中医医院骨伤科主任。他继承葛氏伤科的学术思想,按照"一体两翼"的发展思路,在龚正丰的支持下,带领骨伤科继续高效快速发展。2010 年,科室完全到位第一次进行了二级分科,姜宏负责骨伤科的行政工作和业务工作;同时姜宏还兼负责髋关节与创伤相关疾病诊治,李宇卫等人主要从事脊柱相关疾病诊治,陈咏真等人主要从事髋膝关节与创伤相关疾病诊治,共同构建了苏州市中医医院脊柱、创伤、关节三个亚专科共同发展的新局面和新格局。

在姜宏的带领下,经过大家的共同努力,2011 年苏州市中医医院骨伤科一跃成为卫生部的国家重点临床专科,当时在省内骨伤科是独领风骚,独一无二。2012 年,科室成为国家中医药管理局临床重点病种跟骨骨折全国协作组组长单位,率领全国 10 家医院国家重点专科进行大数据、多中心、循证医学的临床研究,这在省内中医骨伤科界也是首次。2014 年科室承担国家自然科学基金项目,在当时全省骨伤科领域中可谓拔得头筹;2018 年获中国中西医结合学会科学技术奖二等奖,在全省中医骨伤科界中也是第一次。

姜宏与同时期的惠补华、李宇卫、陈咏真等人,共同成为葛氏伤科第四代传承人的主要代表。

一、姜宏及主要学术观点与临证经验简介

(一)姜宏简介

姜宏(1958—),江苏苏州人(图 9)。现任江苏省中西医结合学会骨伤科专

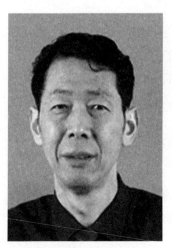

图 9　姜宏

业委员会主任委员,苏州市吴门医派研究院临床研究部主任。全国五一劳动奖章获得者,"中国好医生"称号获得者,全国卫生计生系统先进工作者,享受国务院政府特殊津贴,江苏省有突出贡献中青年专家,江苏省优秀科技工作者,江苏省卫生系统优秀共产党员,江苏省百名医德之星,2012 年度江苏省中医药新闻人物,江苏省名中医,江苏省老中医药专家学术经验继承工作指导老师,苏州市科技魅力人物,苏州市第十一、第十二届政协委员,中共苏州市第九次党代会党代表。2003 年 4 月至 2018 年 6 月担任苏州市中医医院骨伤科主任。

姜宏 1982 年师承陈益群、龚正丰,其间跟随他俩抄方。1985 年考入上海中医学院攻读骨伤科硕士和博士研究生,又师从施杞以及杨志良、郑效文(原在国民政府海军总医院任骨科主任、抗美援朝期间任志愿军手术总队队长,后又任上海中医药大学附属岳阳中西医结合医院院长、骨科主任)和吴诚德。姜宏是当年全国中医骨伤科首批 3 名博士研究生之一。

姜宏先后赴复旦大学附属中山医院、上海市第六人民医院、苏州大学附属第二医院、中国人民解放军总医院、德国汉堡 Endo - Klinik 关节外科中心、德国美茵茨 Kreuznacher Diakonie 关节中心进修和北悉尼运动医学中心进修。

姜宏首先带领骨伤科经过 4 年国家中医药管理局重点专科建设单位的周

期建设,于 2006 年通过国家中医药管理局专家组的验收,正式成为国家重点临床专科。2011 年他马不停蹄,带领科室再创辉煌,使科室成为卫生部的国家重点临床专科,这也是当时全国唯一的一家地市级医院的骨伤科获此殊荣。

姜宏在带领骨伤科成为全国药物临床验证机构单位,在提升国家重点临床专科内涵建设以及脊柱、关节、创伤三个亚专科建设方面,在成为国家中医药管理局全国重点中医病种——跟骨骨折协作组长单位的工作中,身先士卒,努力工作,做出了重要的贡献,扩大了专科在全国的影响力。提出"科室向前进,技术长一寸。加强纪律性,革命无不胜"的观点。

姜宏从事骨伤科临床专业 38 年,以第一作者发表论文 50 多篇,以通讯作者发表论文 50 多篇。主要著作有《腰椎间盘突出症——重吸收现象与诊疗研究》《巨大/游离型腰椎间盘突出症非手术治疗的病例研究》,获省部级科学技术奖 12 项,发表论文 110 多篇,SCI 论文 8 篇。

姜宏自 2004 年担任上海中医药大学硕士生导师和 2008 年担任南京中医药大学硕士生导师以来,共培养硕士研究生 30 多名。2014 年成为博士生导师以来,共培养博士研究生 3 名。姜宏立德树人,言传身教,在临诊治疗中,如数将自己的临床与工作经验教授给学生弟子,同时带领他们做好临床,做好手法,做好手术,督促他们做人要知足,做事要不知足,做学问要知不足。

姜宏在近 10 年来,每年举办国家中医药管理局杂病流派传承项目——吴门医派葛氏整骨手法学术研讨会及江苏省骨伤科学术年会,汇集名家,开展交流,演讲自己的研究特色,推广自己临床经验。2014 年,他倡导的传承吴医整骨精华的工作模式——科室每半年固定主治医生 2 名带领 2 名研究生,进行滚动式排班,24 小时值班,对当日所有就诊的骨折脱位患者,首选葛氏整骨手法加夹板固定治疗,一方面收集临床资料,加以总结,科学提高;另一方面,培养人才,继承发扬流派特色。此举收到较好的工作实效,并坚持至今。

姜宏当年高考属理工科考生,但在踏上从医的道路后,酷爱人文,学习写作,自学成才,这在全国骨科界为数不多。江苏省作协主席范小青这样评价他:"一个精通于医道医术的人,又如此痴情于文字;一个一辈子学医、行医,而且在医学界颇有建树的人,怎么会如此执着于文学创作,那是一种什么样的组合、什么样的沟通,他的人生和生活的结合点是如何融会贯通、如何相辅相成的,我觉得以我这样的一个单纯写作者来说,是不太能够体悟和感受的,甚至难以想象作为医生的姜宏和作为作家的姜宏,到底是一个姜宏还是两个姜

宏。"(《漫步时空》序言,姜宏著,2015 年,苏州大学出版社)

姜宏在临诊工作之余,先后在《中国中医药报》、上海《新民晚报》、《苏州日报》、《姑苏晚报》等报刊的副刊发表散文随笔 200 多篇,著有正式出版的散文集《谈笑往来》《杂话生书》《穿越记忆》《漫步时空——一个医生笔下的人生》《征行自成》《走进名校与名师》及摄影集《纵横光影:一个医生眼中的世界》《走过经光纬影——世界那么大,我想去看看》等 9 部作品。尤其在 2020 年初的抗击新冠肺炎的疫情中,姜宏通过《中国中医药报》《中国军网》《苏州日报》《姑苏晚报》和苏州《引力播》平台共发表了 45 篇战疫纪实随笔,宣传最美逆行者的战疫事迹,讴歌最美逆行者的奋不顾身。

(二)姜宏主要学术观点与临证经验

1. 能中不西,先中后西,中西结合,手术最后 姜宏坚持运用葛氏整骨手法小夹板固定治疗骨折脱位,采用撬拨复位手法治疗跟骨骨折,开展人工关节置换手术治疗股骨颈骨折、股骨头无菌性坏死和先天性髋关节脱位等关节疾病。坚持运用中医中药内服外治、手法手术相结合的手段来治疗诸多骨伤疑难疾病。

姜宏从吴门医派骨伤科传统经验中,汲取骨伤前辈薛己的伤科内治法,又从现代手术技术中滤出当今的骨外科理念,并与传统特色浑然一体,形成自己的诊疗经验——"能中不西,先中后西,中西结合,手术最后"的临床思维和诊治策略。在临证中,强调"三因制宜""十三科一理贯之"和"不战而屈人之兵"之临床思维与治疗策略。

姜宏善于在手术和非手术治疗中游刃有余,来回穿梭,比较异同,努力思考,大胆假设,科学实践,小心求证。他敢于用中医中药治疗有手术指征的疑难杂症,突破禁区,开辟生路,守正创新。特别是中医药促进突出椎间盘重吸收的理论与经验,以及大量巨大/破裂/游离型腰椎间盘突出症中医治疗成功的病例,得到了中国工程院院士、北京协和医院邱贵兴以及党耕町、胡有谷、唐天驷、赵定麟、贾连顺和施杞等多位骨科大家的肯定与推荐。邱贵兴分别 3 次为姜宏的著作作序。在《巨大/游离型腰椎间盘突出症中西医结合治疗的病例研究(第 2 版)》的序言中,邱贵兴指出:"姜宏教授对这一难题从中西医结合的角度进行深入研究,给出了颇具中国特色的'答案'。"

姜宏一直强调,手法手术犹如手心手背,看似两面,实际上血脉相通。手术中要用到手法,手法整复中也要用到一些手术技巧。谁说中医不手术,古代名医华佗是中医手术的鼻祖。2010 年起,姜宏还兼任髋关节外科主任。在临床工作中,姜宏与时俱进,特别注重运用人工关节手术技术治疗股骨颈骨折、股骨头无菌性坏死和先天性髋关节脱位等,术后用中医中药加速康复。

姜宏曾用人工膝关节置换手术,成功治疗 1 例罕见的由梅毒引起的双侧膝关节夏科氏关节。这种患者手术治疗有三高风险——高感染率、高失败率和高松动率,但姜宏敢冒风险。他精密设计手术方案,精准施行手术,切除病变组织,平衡骨与软组织,最后使患者重新站了起来,恢复正常生活如今。他总结撰写的这一论文,被发表在美国的《疼痛医生》(*Pain Physician*)杂志。

姜宏在临床中开辟了一个全新的研究方向——中医药治疗突出椎间盘重吸收的临床与实验研究。其成功的经验吸引了大量外省市的患者。对于外省市腰椎间盘突出症严重的患者,姜宏常常通过电话或手机进行远程诊疗,不收取任何费用,每每免除患者长途奔波之苦,免除开刀之苦。2011 年,在苏州市医药卫生系统举办的"学习白求恩,敬业为人民"主题活动总结的表彰大会上,姜宏演讲了《怎样做一名好医生》,从医德医术方面彰显了一名中医骨科医生关爱患者的仁心仁术、悲悯情怀。

2. 提出益气化瘀通督治则,促进突出椎间盘重吸收 姜宏 1998 年率先在《中华骨科杂志》发表腰椎间盘突出后可以重吸收的论文,继而 1999 年在《颈腰痛杂志》提出中医中药可促进突出椎间盘的重吸收。由此成为国内该研究领域的开拓者。

现有临床指南及专家共识,对巨大/破裂/游离型/脱垂型腰椎间盘突出症,均认为应尽快首选手术治疗,否则会产生严重后果——不可逆神经损伤、二便失禁和瘫痪等,但姜宏敢为人先,不断实践,在禁区内开辟生路,大胆运用中医中药治疗,提出了中医保守治疗巨大/破裂/游离型腰椎间盘突出症临床转归的预测方法,然后有针对性地在此基础上,进行中医药保守治疗。在该预测方法的保障观察下,取得了大量保守成功的病例,备受中西骨科界的关注。先后在美国的《疼痛医生》(*Pain Physician*)发表 3 篇论文。

在中医理论探索上,姜宏认为巨大/破裂/游离型腰椎间盘突出症的病理机制,属瘀痰湿入络入督脉,三者杂至交结而成,并提出益气化瘀、利水消肿、散结通督的治疗大法,研制了"消髓化核汤"(生炙黄芪、防己、当归、川芎、地龙、水蛭、威灵仙、木瓜等),开创了中医药治疗有手术指征的巨大/破裂型腰椎间盘突出症成功的临床先例。通过临床观察、MRI 随访与实验研究发现,消髓化核汤不仅可消除或改善临床症状,还可促进突出椎间盘的重吸收,降低手术率,提高了中医药解决这一疑难疾病的能力。该研究有国家自然科学基金面上项目 1 项、江苏省中医药管理局项目 3 项支撑,先后获 2018 年度中国中西医结合科学技术二等奖和 2019 年度中华中医药学会科学技术三等奖,发表论文 60 多篇,SCI 论文 7 篇,专著 3 部。通过实验研究还进一步证实,益气化瘀利水法可通过激活炎症细胞吞噬机制而促进突出椎间盘重吸收的发生。

3. 四辨诊治法　在临床工作中,姜宏提倡辨病(鉴别诊断)、辨期(急性、亚急性、进展、缓解、慢性期)、辨型(病理类型如腰椎间盘突出症破裂型)和辨证一体化,从而进行治疗决策(战略层面),选择治疗方法(战术层面)。治疗策略是医患双方共同的生命。

4. 从痹痉痿辨证论治颈腰痛　姜宏提出从痹痉痿学说论治颈椎病、腰椎间盘突出症。其中,对于早期脊髓型颈椎病,痹证型可用中医中药治疗观察。临床上发现经过中医中药治疗后,部分突出的颈椎间盘发生了重吸收,为早期保守治疗颈椎病提供了直接的病理学依据。此项研究承担市级课题数项,发表论文 10 多篇。

5. 从通督脉、通膀胱经论治颈腰痛　姜宏认为巨大/破裂/游离型腰椎间盘突出症,突出物掉在椎管内,压迫脊髓及神经根,此病理现象属于督脉瘀阻和足太阳膀胱经瘀滞。中医"督脉""膀胱经"一说,可与现代神经脊髓解剖相提并论。所有破裂型腰椎间盘突出症,均属督脉瘀阻和膀胱经瘀滞,气血不通,不通则痛,不营则痛,对此,应予通督脉、通膀胱经为要,即治疗应从督脉、从膀胱经论治,益气化瘀,利水散结。方药选择虫类和破瘀类,如蜈蚣、全蝎、水蛭、九香虫、乳香、没药、三棱、莪术等,以及重用制南星、威灵仙、肿节风等。

6. 益肾活血治疗股骨头坏死,延缓与修复骨坏死　对股骨头坏死,姜宏并没有一味单纯追求人工关节手术,而是在手术之余,不断摸索保髋治疗经验,着眼于延缓病程发展,改善临床症状,推迟关节置换时间,并大胆研究中医药逆转局部骨坏死进程的机制。

姜宏提出股骨头坏死主要与肾虚血瘀有关,并总结出验方股密葆,该方由黄芪、肉苁蓉、补骨脂、首乌、牡蛎、丹参、牛膝等药物组成。他的一组完整病例对照研究表明,股密葆方能有效改善激素性股骨头坏死的 Harris 评分,改善MRI 坏死范围指数和关节积液,优良率达 76%。此项研究承担了市级课题 2

项,发表相关学术论文 10 余篇。

7. 撬拔夹挤手法治疗跟骨骨折,微创精准恢复塌陷关节面　姜宏根据生物力学原理,设计特制跟骨手法复位器,治疗跟骨骨折逾 300 例,通过近中期随访,总体疗效优良率 93.5%,现已成为优势病种的诊疗方案和临床路径。因此,他带领科室成为国家中医药管理局重点中医病种——跟骨骨折协作组组长单位,牵头全国多省市 10 家中医医院的国家重点临床专科骨伤科,进行多中心的临床推广应用,并被收入为国家中医药管理局的重点病种临床诊疗方案。姜宏研制的新型跟骨骨折手法复位器,获国家发明专利 1 项。

附:姜宏的课题、获奖、专利

1. 主持的课题

(1)国家自然科学基金面上项目:益气活血方介导 P38MARK 信号转导通路促进腰椎间盘突出重吸收的机制,2015 年。

(2)苏州市科技局项目:益气活血方介导 P38MARK 信号转导通路促进腰椎间盘突出重吸收的机制,2015 年。

(3)江苏省中医药管理局项目:益气逐瘀利水方促进腰椎间盘突出后重吸收的细胞学研究及机制探讨,2012 年。

(4)江苏省中医药管理局康缘中医药科技创新与奖励基金:中药股密葆治疗激素型股骨头坏死的疗效机制研究,2010 年。

(5)江苏省中医药管理局项目:腰椎间盘突出后重吸收的 MRI 观察及益气化瘀方促进重吸收的临床研究,2009 年。

(6)苏州市科技局项目:腰椎间盘突出后突出物三维影像测量方法研究及其临床应用,2009 年。

(7)苏州市科技局项目:益气化瘀法促进椎间盘突出后重吸收药效机制研究,2008 年。

(8)江苏省中医药管理局项目:利水化瘀散结法促进腰椎间盘突出后重吸收的研究,2007 年。

(9)国家自然科学基金面上项目:指压推拿治疗腰痛的镇痛机制研究,1987 年。

2. 获奖情况

(1)中药股密葆治疗激素型股骨头坏死疗效机制研究获 2019 年苏州市预

防医学会预防医学科技奖三等奖。

（2）益气逐瘀利水方治疗游离型腰椎间盘突出症的 MRI 观察及疗效机制获 2019 年中华中医药学会科学技术奖三等奖。

（3）破裂型腰椎间盘突出症中医促进重吸收的诊疗技术及应用获 2018 年中国中西医结合学会科学技术奖二等奖。

（4）腰椎间盘突出后重吸收的 MRI 观察及益气化瘀方促进重吸收的临床研究获 2015 年江苏中医药科学技术奖三等奖。

（5）益气化瘀散结法促进椎间盘突出后重吸收的研究获 2013 年江苏中医药科学技术奖二等奖。

（6）消髓化核汤促进腰椎间盘突出后重吸收的临床应用获 2013 年度苏州市医学新技术项目一等奖。

（7）《腰椎间盘突出症——重吸收现象与诊疗研究》获 2013 年度华东地区科技出版社优秀科技图书二等奖。

（8）利水化瘀散结法促进腰椎间盘突出后重吸收的临床研究获 2011 年江苏中医药科学技术奖三等奖。

（9）平衡导引与手法在脊柱筋骨病防治中的应用获 2011 年上海市科学技术奖一等奖。

（10）痛风平对实验性急性痛风性关节炎抗炎消肿镇痛作用的研究获 2005 年苏州市科学技术进步奖二等奖。

（11）牵引与推拿对颈椎生物力学影响的实验研究及临床意义探讨获 2000 年江苏省中医药科技进步奖二等奖。

（12）穴位指压推拿治疗腰痛的镇痛机制研究获 1990 年国家中医药管理局中医药科学技术奖三等奖。

3. 授权专利　跟骨骨折手法复位器获国家发明专利，2013 年，ZL201310484537.5。

二、李宇卫及主要学术思想与临证经验简介

（一）李宇卫简介

李宇卫（1962—），男，江苏南京人，医学博士，主任医师（二级），博士研究生导师，毕业于南京中医药大学。现任国家卫生健康委员会临床重点专科——苏州市中医医院骨伤科主任、吴门医派研究院骨伤科研究所所长、第二

批全国老中医药专家学术经验继承工作指导老师师承学员、中华中医药学会骨伤科分会常务委员、中国中医药研究促进会运动医学分会常务副会长、中国中医药研究促进会"光明中医科普工程"专家委员会专家委员、中国中西医结合学会骨科微创专业委员会脊柱内镜学组常委、中国中西医结合学会骨伤科分会脊柱微创专家委员会委员、中国研究型医院学会骨科创新与转化专业委员会委员、中国医师学会中西医结合骨科学会委员、江苏省中西医结合学会脊柱专业委员会副主任委员、江苏省中医学会骨伤科专业委员会常委、苏州市中西医结合学会脊柱医学专业委员会

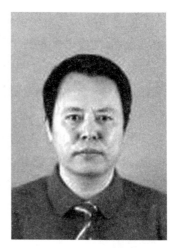

图 10　李宇卫

主任委员、苏州市医学会脊柱学组副组长、苏州市中西医结合骨伤专业委员会副主任委员。

李宇卫从事骨伤科临床、科研、教学工作 30 余年,擅长各类骨伤疾患的中西医结合治疗。在处理骨折、脱位时,其手法轻灵,倏忽间便取得了满意的复位;运用中药时因时、因地、因人制宜,擅用经方但组方灵活不拘泥,提出了阶梯治疗、有限创伤的治疗原则,无数患者受益于此。主持完成多项省市级课题,主编著作 1 部,参编著作 2 部,以第一或通讯作者身份发表国内外核心期刊论文 40 多篇,其中 SCI 论文 4 篇,培养博士研究生 4 人,硕士研究生 30 余人。

（二）李宇卫主要学术思想与临证经验

1. 阶梯治疗,有限创伤　李宇卫认为手术乃金刃创伤,易损伤人体经络气血,耗伤正气,往往大型手术之后的患者都十分虚弱,因此临床上他对于手术的应用慎之又慎。对于骨伤科常见的疾病,他提出了"阶梯治疗,有限创伤"的原则,最大程度地为患者提供了更多治疗的选择,减轻了患者的痛苦与经济负担。

以腰椎间盘突出症为例,针对初次腰椎间盘突出症发作的患者,先给予综合保守治疗方案,口服西药联合中药辨证施治,再结合牵引及中医院特色的中药外敷、中药理疗等方法,经过此一阶段的治疗,大部分腰椎间盘突出症的患

者都能有所好转甚至完全康复。而对于小部分保守治疗效果不理想或者无效的患者,他则根据患者的年龄、体质、症状体征以及影像学检查,从完全解决问题的根本上出发为患者制定个体化的治疗方案。对于符合脊柱内镜适应证的患者,他优先选择脊柱内镜技术微创治疗,即使日后患者病情复发也方便于做进一步的减压融合术。而对于症状最为严重的腰椎间盘突出症患者,在选择开放手术方式上也尽量选择创伤范围更小,恢复时间更短的术式。传统的全椎板、半椎板切除术创伤大,会影响脊柱稳定性,可考虑采用 TLIF、MIS - TLIF、OLIF 等先进技术,以期使用创伤更小的技术减轻患者病痛。

2. 因人施治,因病制宜 李宇卫认为骨折的复位要求应当根据患者的年龄、性别、体质而有所区别。对于一些非负重部位的骨折,老年患者的复位要求相对较低,往往达到功能复位标准即可,这样减少复位次数,从而减轻了患者的疼痛;而对于年轻患者,骨折部位的美观程度及工作需求对骨折复位程度要求更高,因此务求达到解剖复位。同时他还认为因病制宜应当根据不同的骨折脱位类型,而采取不同的治疗策略和复位标准。他认为下肢为负重肢体,对复位结果的要求应当高于上肢。下肢骨折的短缩应控制在 2 cm 以内,旋转移位应当尽力纠正。而关节内骨折往往对复位的要求更高,关节面存在超过 2 mm 的台阶可能会导致后期关节退化加剧、创伤性关节炎的发生,因此应争取解剖学复位。对于关节内骨折手法复位不能达到较满意的解剖学复位者,则应酌情考虑手术复位内固定。

3. 内治之法,气血并重 气与血是人体内不可分割的两个重要部分。李宇卫认为气血并治是临床诊疗损伤性疾病的重要原则之一,临证诊疗伤科疾病兼顾气血而不偏废。他认为肢体百节屈伸活动通利,一则依靠气之温煦推动;二则依靠血之养筋濡脉,成髓生骨,"气为血之帅,血为气之母",两者相互依存,相互作用。故损伤之证多气血相兼为病,治疗当以气血兼顾为总则,临证当辨气血病变主次施治。李宇卫临证所见,常气血兼顾而以气为主,若瘀血阻滞筋脉过甚,妨碍气行,则以血为先。对于严重骨断筋伤等,其病症立现,李宇卫常"以血为先"而予祛瘀化瘀之法。同时理伤要注意气血的补养和化生。他认为跌打损伤初期患者证型表现为气滞血瘀,然其究本质乃是气血耗伤,因此日久可出现气血不足之证候,素体气血虚弱而受伤者更是如此。临证多采用四君、四物、八珍之类,补养气血或补养脾胃,以助气血化生。李宇卫在临床施治总以达到气血流通为目的,他认为损伤实证,无论是急性外伤、慢性劳损,还是兼有风寒痰湿客邪,其病理最终均是气血痹阻不通而发肿痛诸症。李宇卫总结前人经验,治伤首重气血,气血兼顾,虚则补益,实则攻泻,总以气血流通为治疗目的,使得其理论的内涵和外延均有所发展。

4. 理伤续断,手法轻灵 李宇卫在长期临床实践中,积累了丰富的诊疗骨折、脱位及各型创伤的经验,自成体系,同时运用现代的解剖生理学和病理学知识对其进行了规范整理。在保持疗效的基础上,简化精炼了手法,形成了自己独具特色的正骨手法。手法复位稳妥、准确、轻巧而不增加损伤。

他一直强调运用手法时需要稳健有力,轻柔灵活,他常用的整复手法有端、提、拔、伸、按、揉、抖、摇、捺、正、拽、旋、扭、捏等。其抖、摇、揉、按多用于筋伤类的疾病,而拔、伸、旋、捏、端、提多运用于骨折类的疾病。以临床最常见的桡骨远端骨折为例,李宇卫总结出了"四部复位法":① 理筋松骨:术者一手握住患腕,另一手用中指、示指夹捏住患肢五个手指,逐个进行拔伸,以达到梳理腕部伸肌群和屈肌群,且松动已经移位的小骨折块的作用,为下一步骨折的复位做好铺垫,而且在理筋过程中,部分移位的骨折(尤其是肌腱附着部周围)可借助肌腱的"磨造作用"而向大骨折块归位,此点非常符合手法整复骨折"以子求母"的原则,最终达到整体复位的满意效果。② 拔伸牵引:嘱患者家属站于患者健侧,环抱住患者躯干,使其保持端坐位,助手十指环扣于肘窝上端,使患肢肘关节屈曲 90°,持续向近端拔伸牵引,术者与助手对抗向远端牵引,使牵引力方向平行于桡骨干纵轴,以此来纠正两断端的短缩移位。③ 端提捺正:嘱助手维持牵引 3～5 分钟,以伸直型为例,术者双手示指呈弧状,弧底部紧密贴附于近折端掌侧往腕背侧端提,双拇指指腹紧紧按住远折端背侧,借助"杠杆作用"(以近折断骨皮质及术者示指为支点,连同远折端掌屈腕关节)矫正桡骨远端掌背侧移位畸形。④ 挤压捺正:上一步骤完成后数秒内,术者位于尺侧的示指和拇指保持不动,维持腕关节及远折端的掌屈位置,再次借助"杠杆作用"(以该手的示指为支点,另一手的拇指按住远折端的桡骨茎突处)向尺侧挤压捺正,以收纠正尺偏畸形之效(注:屈曲型者与上述操作反之,着重运用逆损伤机制恢复掌倾角及尺偏角。完成以上四步后,凭借手感触摸桡、尺骨茎突以粗略估测复位程度,如觉指下有台阶感,则重新复位)。

5. 灵活遣方,不泥于古 李宇卫认识到腰椎间盘突出症可归为中医学"腰痛""腰腿痛""痹证"等范畴,该病与肾虚、风邪入侵密切相关。他认为肾虚为发病之本,将其分为气滞血瘀证、风寒湿证及肾虚证 3 种证型,治疗当以活血通络、宣痹止痛、健腰强膝为法,急则治其标,缓则标本同治。

李宇卫结合临床实践经验,集百家之所长予以自拟腰痛方加减化裁而成,主方方药组成:炒白芍 15 g,桂枝 10 g,川牛膝 10 g,制地龙 10 g,盐杜仲 15 g,桑寄生 10 g,泽兰叶 10 g,麸炒泽泻 10 g,酒乌梢蛇 10 g,全蝎 3 g,蜈蚣 3 g,制川乌 6 g,制草乌 6 g,陈皮 10 g,生甘草 5 g。主方功能偏于治疗肝肾亏虚,气血虚损,风寒湿邪外侵,腰膝冷痛,屈伸不利,或麻木偏枯,冷痹日久不愈。方中杜仲性味甘温,具有补肝肾、强筋骨之效,肝充则筋健,肾充则骨强,故为治疗肾虚腰痛之要药,尤适于老年腰腿痛者,故为君药。桑寄生性味甘苦,有祛风湿、补肝肾、强筋骨之效。牛膝性善下行,长于活血疗伤,通血脉,利关节,配以桑寄生,补肝肾、止痹痛之力更甚。然老年患者多痹痛日久不愈,方中桂枝,可温通经脉,助阳化气,取其形可通利关节。白芍酸苦,可柔肝舒筋止痛,合桂枝又可和营卫,顾护肌表。川乌、草乌辛热,善祛风除湿、散寒止痛,尤宜于寒湿偏胜之风湿痹痛。腰痛日久,病邪沉痼,方中乌梢蛇性走窜,能透关节,通经络,配伍地龙,直达病所。四药相配为臣。肾虚日久,寒湿外侵,配以泄水渗湿之泽泻,使邪有出路。为防方中辛燥之药损伤胃气,配以陈皮理气健脾,使气血生化有源,而陈皮又有燥湿之功,一药两用。辅以甘草调和诸药,缓和药物燥烈之性。诸药相配,补益肝肾,活血温经通络,散寒除湿止痛。

附:李宇卫的课题、获奖、专利

1. 主持及参与的课题

(1) 江苏省中医药管理局科技科发展项目,ZD201910,基于 NF-κB 介导 ASIC3 调控对枳壳甘草汤治疗腰椎间盘突出症机制的研究,2019 年 10 月至 2021 年 12 月,20 万,在研,主持。

(2) 苏州市科技局科技发展计划项目,SS2019070,桡骨远端骨折四部复位法及人工智能精准治疗技术应用研究,2019 年 7 月至 2022 年 6 月,22 万,在研,主持。

(3) 江苏省科技厅重点研发计划项目,BE2017774,基于"以痛为枢,截断扭转"理论研究微针促透"易层"贴敷疗法对终末期膝骨关节炎疼痛的疗效评价,2018 年 1 月至 2020 年 12 月,200 万,在研,参加。

(4) 苏州市科技局科技发展计划项目,SYSD2018213,枳壳甘草汤治疗 Pfirrmann Ⅲ级腰椎间盘突出症的临床疗效及其对髓核细胞生物学特性影响的研究,2018年10月至2020年10月,1万,在研,主持。

(5)江苏省中医药管理局科技发展计划项目,FY201708,基于代谢组学方法的枳壳甘草汤对腰椎间盘突出症治疗机制研究,2017年10月至2019年12月,10万,结题,参与。

(6)苏州市临床重点病种诊疗技术专项项目,LCZX201513,枳壳甘草汤联合经皮椎间孔镜腰椎间盘切除术治疗腰椎间盘突出症的研究,2015年12月至2018年12月,30万,结题,主持。

(7)苏州市科技局科技发展计划项目,SYSD2014183,枳壳甘草汤对大鼠腰椎间盘突出模型炎症及退变的作用和机制研究,2014年12月至2016年12月,5万,结题,主持。

(8)科技部"十一五"国家科技支撑计划项目,2008BAI53B03,"易层"贴敷疗法治疗伤筋、骨痹的技术操作规范化研究,2008年9月至2012年4月,76万,结题,参加。

2. 获奖情况　李宇卫、李红卫、沈晓峰,经皮椎间孔镜技术治疗腰椎退行性疾病,苏州市科技局,苏州市医学新技术引进奖二等奖,2018年。

3. 授权专利　一种腰部外固定器获国家发明专利,2019年,ZL201820134399.6。
(刘锦涛、戴宇祥、吴黎明、陈华、王琦、冯秋香、陆斌杰、沈晓峰、李红卫、王江平)

第四章
吴门医派葛氏伤科传承者
——苏州市中医医院骨伤科简介

第一节　苏州市中医医院骨伤科简介

苏州市中医医院骨伤科在传承葛氏伤科的基础上,兼容并蓄,历经几十载的传承创新、融合发展,经过顾大钧、陈益群、龚正丰、姜宏与李宇卫等几代人共同努力奋斗,以及对中医药诊疗的积淀与中西医结合的创新,骨伤科由以传统的中医正骨治疗为主的科室向中西医特色并举的现代化骨伤专科转变,成为医院与国内外同行进行临床学术交流的平台。

苏州市中医医院骨伤科现为卫健委国家重点临床专科、国家中医药管理局全国重点临床专科、江苏省中医药管理局重点学科、苏州市中医骨伤科临床诊疗中心、苏州市创伤中心、国家药物临床验证机构单位。骨伤科现有教授 4 人,副教授 4 人,博士生导师 3 人,硕士生导师 10 人,主任医师 11 人,副主任医师 15 人,全国五一劳动奖章获得者 1 人,享受国务院政府特殊津贴 1 人,江苏省有突出贡献中青年专家 1 人,江苏省"333 工程"培养对象 3 人。现有三个病区、150 张床位,有脊柱、关节(髋关节、膝关节)和创伤三个亚专科,有 1 个骨伤实验室(附设在苏州市吴门医派研究院内)、中医经典病房、龚正丰全国名老中医药专家传承工作室。此外骨伤科还设有脊柱与关节特色专科门诊、骨质疏松专家门诊、吴门正骨会诊中心。随着医院二期工程的建设完成,科室 2020 年底总床位数预计将达到 250 张左右。

骨伤科专科技术特色鲜明,在保留原有特色基础上,不断改进和创新,尤其对桡骨远端骨折、踝关节骨折脱位、肩关节脱位、肱骨近端骨折等优势病种的治疗效果,获得国内外同行的高度评价。

苏州市中医医院骨伤科始终秉承经典、推陈出新,强调中医为主,坚持特色,融中汇西,与时俱进,保留了大量传统技术的精髓。其独特的正骨手法、小夹板固定技术、三期辨证用药、金黄膏外用药等均传承了葛氏伤科的宝贵经验。

其中正骨手法力求达到"机触于外、巧生于内、手随心转、法从手出"的境界,具有"复位准、痛苦少、恢复快、费用低"的特点,充分体现其"三因制宜、功能至上、注重人文关怀"原则。在创伤专科,坚持内外兼治:一方面始终传承吴门医派葛氏伤科行之有效的传统技术、中药药熨＋理疗、中药熏洗艾灸,并将前人经验总结之宽筋散、骨折合剂、祛风二号等特色专科制剂发扬光大;另一方面大力发展现代骨科手术,引进导航等先进设备,积极运用现代微创新技术、新项目,协助中医辨证诊治,这些已达到国内先进水平。在脊柱专科,中医文明与现代思潮包容并蓄,技术力量雄厚,目前已成功开展各类脊柱微创及高难度手术,并不断攀登技术高峰,多项技术均开省内先河。其中荣获"中国好医生"称号的姜宏,其所带团队主攻的中医药促进腰椎间盘突出重吸收项目获得部省级多项殊荣。科室现任主任李宇卫团队之经皮脊柱内镜微创技术一直走在苏州市前列,更是得到了国内同行的关注和认可。在关节专科,目前已成熟开展中西医结合的保膝保髋技术及关节镜微创技术,并提倡阶梯化个性治疗。科室不但在传统诊疗技术上特色鲜明,对现代技术的研究和拓展也是日新月异,紧跟国内最先进技术的发展方向,处于省内先进、市内领先的水平。

苏州市中医医院骨伤科中医经典病房的特色优势病种包括肱骨近端骨折、锁骨中段骨折、桡骨远端骨折、踝关节骨折、跟骨骨折、单纯性胸腰椎压缩性骨折、腰椎间盘突出症,其适用范围广、安全可靠、费用低廉、显著凸显医疗、经济和人文的多重价值。

苏州市中医医院骨伤科同时也是全国最早的师承工作培养基地、江苏省12家脊柱微创联合单位中唯一一所中医医院,培养硕、博士近百余名,发表核心学术论文300多篇,SCI论文数十篇,曾连续13年举办每届为期1年的卫生部部办骨伤科临床进修提高班。自2008年起,科室每年举办国家级继续教育学习班和全国性的骨伤科学术年会。目前科室主持国家自然科学基金、江苏省自然科学基金等各级科研项目40余项,先后获中国中西医结合学会科学技术奖二等奖1项、中华中医药学会科学技术奖三等奖2项,其他省、市级科学技术奖 20 余项,先后出版《龚正丰骨伤学术经验荟萃》《腰椎间盘突出症——重吸收现象与诊疗研究》等学术著作 10 部。

雄关漫道真如铁,而今迈步从头越。

吴门医派葛氏伤科源远流长。苏州市中医医院骨伤科人遵循习近平总书记"让中医药为维护人类健康发挥更大作用"这一伟大教导,在"于厚德处用心,于仁术处用功"的科室文化氛围中,横比竖比找差距,咬住青山不放松,坚持发展不动摇,并以实现 2021 年医院二期工程建设、扩大骨伤科专科规模、扩充病区的宏伟蓝图为契机,努力在吴门中医骨伤特色和优势上做强做深,旨在在全国中医重点临床专科的平台上,在运用中医药促进突出椎间盘重吸收、延缓骨关节炎软骨退变、防治骨质疏松症及其运用机器人指导整骨手法复位骨折等前沿领域,催生出新的突破点,攀登新高峰,再创新辉煌。

(戴宇祥、刘锦涛、马奇翰、陈华、姜宏)

第二节　媒体相关报道掠影

看似寻常最奇崛
——国家重点中医专科苏州市中医医院骨伤科发展纪实

继承创新三十年,春华秋实成重点。苏州乃吴国古都,历史文化沉淀丰厚,温病学派更使吴门中医独树一帜。走过半个世纪的苏州市中医医院骨伤科,用她吴门中医的底蕴展示了学科的特色与优势;用她突出的业绩铸就了今天的国家重点中医临床专科。

一、底蕴绘就特色伤科

骨伤科在学科发展方向上,坚持中医特色,中西结合,在学术发展方法上,力求博采众长,与时俱进;同时又注重以吴文化及吴门中医为事业发展取之不竭之源泉,即以一方水土孕育一方人才,一方人文孕育一方事业,不断塑造自身特色优势,声誉江、浙、沪,并在全国日渐扩大知名度。相继涌现出全国中医骨伤科名师葛云彬(1955 年奉调进北京中国中医研究院工作)、全国老中医药专家学术经验继承工作指导老师及江苏省名中医顾大钧、陈益群、龚正丰等。

长江后浪推前浪,以姜宏为代表的一批中青年专家学者正在苗壮成长,他们手法手术兼容,融中汇西。目前,骨伤科开设专科专病和专家门诊,设有三个病区,核定床位 150 张,年门急诊量达 10 万人次,有骨折合剂、三黄胶囊和宽筋散等专科特色制剂 10 多种,连续举办了 13 届每届为期 1 年的卫生部部办全国骨伤科临床进修提高班。由骨伤科运用生物力学和运动生理学研发的、被江苏省中医药管理局确立为全省推广应用项目——镇痛牵引下脊柱推拿治疗腰椎间盘突出症,以及手法复位小夹板固定结合练功疗法治疗关节内骨折和四肢疑难骨折,中药内服外用促进损伤修复等均深得患者和学术界的好评。

二、业绩奠定重点专科

骨伤科不断推动以临床疗效为核心的中医骨伤学术水平的提高。自 2003 年以来,骨伤科又相继成为上海中医药大学和南京中医药大学硕士研究生的培养单位、国家药物临床试验机构的验证单位。2006 年丙戌金秋,骨伤科正式成为当时江苏省唯一的全国中医重点骨伤专科。诚如国家中医药管理局专家组验收时给予的评价:"苏州中医医院骨伤科在'十五'重点专科建设周期内,已按照建设初期所预定的主要目标,取得了长足的进步。专科规模得到了一定的发展,医疗业务量较建设初期有大幅度上升,专科门诊量及住院收治患者人数增长了 50% 以上,专科大力继承吴门医派骨伤葛云彬老中医的中医整骨手法,同时引进并开展了关节置换等新技术,中医治疗率和中西医结合治疗率明显高于全国水平,吸引了苏州当地及周边邻近地区的大量骨伤患者,有广泛的影响力。"

三、发展彰显优势学科

目前,学科已经形成以手法正骨、夹板固定及各类理伤汤药内服外用为主要特色,以创伤修复、关节外科、脊柱专科、中医正骨及关节镜等五个亚学科为基础,并确立关节内骨折、骨关节炎和脊柱退行性疾病为学科的重点发展方向。在《吴医骨伤方技荟萃》《吴医骨伤发展掠影》中,充分展示了学科的动态。疗效显著的专科特色制剂——骨折合剂和三黄胶囊,作为吴门医派名医名方二次开发项目,作为江苏省科技厅的项目,目前已进入新药临床的研究阶段。

苏州市中医医院骨伤科人始终遵循"中医药应当对人类有较大的贡献"这一伟大教导,在"用心厚德,用功仁术"的科室文化氛围中,努力不断在吴门中医骨伤特色和优势上做强做深,旨在全国中医重点临床专科的平台上,在运用中医药促进颈腰椎椎间盘突出后重吸收、延缓骨关节炎软骨退变、防治骨质疏松症及其骨折等骨科前沿领域,催生出新的突破点,攀登新高峰,再创新辉煌(原载 2009 年 4 月 23 日《中国中医药报》,姜宏)。

中医"骨董"的仁术厚德
——苏州市中医医院骨伤科的科室精神

具有 50 多年历史,深得吴门医派深厚底蕴与特色优势的苏州市中医医院骨伤科,自 2003 年以来,相继成为上海中医药大学和南京中医药大学硕士研究生的培养单位、国家药物临床验证机构单位、国家中医药管理局临床重点专科,2011 年又成为卫生部的国家重点临床专科,并建立了国家中医药管理局全国名中医龚正丰传承工作室。苏州市中医医院骨伤科以其突出的业绩,铸就成了如今的国家重点临床专科。

"看骨伤科,我相信中医院",这一句来自老百姓的褒奖朴素真切,道出了他们对苏州市中医医院骨伤科的尊崇和赞誉,其间连接着的是骨伤科"用心厚德,用功仁术"的崇高科室精神。

苏州市中医医院骨伤科底蕴始源于 20 世纪三四十年代就蜚声江、浙、沪的葛云彬,通过几代人共同努力,骨伤科不断形成自身的特色与优势。对此,苏州市中医医院骨伤科主任姜宏纵横捭阖:"近半个多世纪以来,骨伤科在学科发展方向上,坚持中医特色,中西结合,力求博采众长,与时俱进。目前,学科已经形成以葛氏手法正骨、小夹板固定及各类理伤汤药内服外用为主要特色,以关节、脊柱、创伤三个亚专科为基础,并确立关节内骨折、骨关节炎和脊柱退行性疾病为学科的重点发展方向。"

目前,骨伤科在正骨手法结合小夹板外固定治疗骨折,中药内服外用治疗颈腰痛,中医药保髋治疗股骨头坏死,汤药治疗骨性关节炎及其骨质疏松症等方面,突显了中医药治疗的优势与疗效,其无论在苍生百姓,还是在学术行业,均有口皆碑。迄今为止,骨伤科已发表学术论文 100 多篇,获国家中医药管理局等部省级科技成果奖项 10 项,获发明专利 1 项,主编著作《腰椎间盘突出症——重吸收现象与诊疗研究》等 2 部。

在谈到骨伤科"一体两翼三发展"的学科发展战略规划时,姜宏显得神采飞扬:"在融中汇西的基础上,目前在关节镜、人工关节置换、脊柱融合与非融合技术以及椎体后凸成形术等新技术、新项目开展方面,都得到了长足的进步和深入的发展。"

上述这些卓著的业绩,无疑是骨伤科闻名遐迩的一个重要因素,而最根本的原因,还可在姜宏那精辟的解读中找到答案:"传统中医博大浩荡,德与仁是其精神内核,我们不仅发展学科,注重技术,更注重以德养性、以德养身,在对医圣孙思邈《大医精诚》、希波克拉底誓言、日内瓦《医生宣言》以及白求恩'毫不利己,专门利人'精神进行高度提炼后,形成了骨伤科的精神核心,即'用心厚德,用功仁术',全心全意为伤者调心治神、从心治伤。"而正是"调心治神、从心治伤"这一技术与理念,对加快许多骨伤疾病的康复有着重要的临床意义。

正是在"用心厚德,用功仁术"科室精神引领下,苏州市中医医院骨伤科相继涌现出全国老中医药专家学术经验继承工作指导老师、江苏省名中医顾大钧、陈益群、龚正丰等。而如今,一批中青年专家学者姜宏、惠祝华、陈咏真、李宇卫等也成为中坚力量。这些才品超冠、德艺双馨的专家学者除治病救人、救死扶伤之外,还肩负着教书育人的使命以不断培养造就中医骨伤科的新人,为发展中医学,为人类做出应有贡献。

金碑银碑不如老百姓的口碑。"患者相信中医院"的美誉,是源于他们深深折服苏州市中医医院骨伤科人医术高超的同时,所感受到的厚德载福,体验到的人文关爱。据了解,目前苏州市中医医院的诊治范围不仅辐射至江、浙、沪一带,国内其他省市乃至北京的伤者也慕名前来。

正是苏州市中医医院骨伤科人努力遵循领袖关于"中医药应当对人类有较大的贡献"这一教导,用不懈努力和沥沥心血践行着"用心厚德,用功仁术"的崇高科室精神。诚可断言,在展示源远流长吴门医派骨伤治伤特色的道路上,骨伤科必将迎来不断攀登新高峰,再创新辉煌的美好前景(原载2012年4月10日《人民日报》,韦峰、潘军、肖蓉)。

却顾所来径
——写在苏州市中医医院整体搬迁沧浪新城新院之际

元旦前后这几日,我在刚搬入的苏州市中医医院新院病房九楼办公室中,忙中偷闲,不时注视着窗外苏城那壮观的景色。北望古城,高楼林立,俯视高架,川流不息。清晨,旭日东升,风从东方来;傍晚,斜阳西下,金色余晖洒满新院亭楼。

走进我们苏州市中医医院新院,宽敞而又古韵的门诊大厅迎面而来。典雅的诊察诊室,舒适的候诊区域,方便的自动扶梯,一流的设备仪器,21层的病房大楼,曲径通幽的走道再加上温馨的导医服务等,新院规模及现代化程度已与往日不可同日而语。

诚如葛院长所比喻的那样,把我们的手心向上,伸开四指,跷起拇指,这就是我们新医院最好的立体缩影图。面对万象更新,面貌一新,规模一下子成几何级扩大的新医院的新格局、新环境,我的思绪竟然情不自禁来了个倒转,并开始随忆而思。

30年前,走近苏州市中医医院,映入眼帘的是,一栋二三层高且带有斜坡顶的门诊大楼,以及大楼前那两棵高大的塔松。穿过门诊大楼,三层高的病房楼接踵而至。记得病房楼的主楼梯呈斜坡式,别具一格,这便于各式医用推车上上下下,因为那时没有电梯。尽管推车经过斜坡式楼梯时,车轮每每会与地面碰撞发出重重的声响,但这也算作是当时医院的一道风景线和动听的"交响曲",时至今日这一幕并未随着时光的流失而淡出记忆。

记忆中这座病房楼的几处过道,还和北面一栋老式二层木结构的小楼直通。走在该楼踏上去还有些"吱吱"作响的旧式木头地板上,仿佛在跨越着苏州市中医医院的历史和底蕴。尽管在以后各个不同发展时期,苏州市中医医院先后通过改建四层病房大楼、新建五层门诊大楼、拿下百货大楼扩充病房等举措得到了不断的发展,但先入为主的最初印象已经被深深地刻在脑海之中。

那年代实习时的情景还历历在目。跟随奚凤霖老先生抄方,不知不觉你会感到,脉案中折射着奚老厚积薄发的绝招,那就是在辨证的基础上,十有八九是两张古方合而为一或略作加减,理法方药,一气贯通;君臣佐使,严谨有序。直到现在,浏览当今出版的不少医案医话,再也难觅有如此过硬的方药功底。印象中,奚老还特别青睐炙甘草汤,且喜欢重用炙甘草达30 g。还有,随金绍文老师临诊,常要一口气连续抄方到下午两三点钟,这得事先作好"饥寒交迫"的心理准备。我发现,金老诊病起来,专心致志,滴水不碰,一口茶不喝,哪怕是赤日炎炎之盛夏。问其何故,答曰:金生水。非常幽默,又很凸显中医情怀。此情此景,恍如昨日一般。

弹指挥间，旧貌新颜。30 年来，伴随着我们国家翻天覆地的巨大变化，我也耳闻目睹、亲身经历甚至直接参与了苏州市中医医院的日新月异，并储存刻录了许许多多"医者仁心"的人和事，特别是我们白衣天使、吴门中医人自己的传说和故事。我们先后创建成为全国三级甲等中医医院、全国示范中医院和南京中医药大学附属医院，骨伤科、消化科先后成为全国重点中医临床专科，骨伤科成为国家药品临床验证机构单位。此外不少学科相继成为南京中医药大学和上海中医药大学的硕士研究生培养点。长江后浪推前浪，医院代有人才出，全国老中医药专家学术经验继承工作指导老师，江苏省名中医，享受国务院政府特殊津贴学者，江苏省中医药领军人才，江苏省有突出贡献中青年专家，江苏省"333 工程"培养对象以及一批研究生导师们同医院全体同仁一起奋战在各自的岗位上，治病救人，教书育人，托起了我们中医院的昨天、今天和明天……

新医院具有园林风格，不是园林，胜似园林。可不是吗？如今，走进新医院的百草园，漫步假山石径，穿过亭阁长廊，凝视李时珍雕像，心头油然而生起那一片诗意——"却顾所来径，苍苍横翠微"。今生只为中医歌。

苏州市中医医院，一度更名，三易院址，几番波折，经历了从无到有，从小到大，从发展走向更快发展那一个个不同的历史发展时期。五十年的砥砺进取、励精图治，开启着数十载中医院的辉煌和繁荣；半世纪的岁月峥嵘、薪火传承，凝聚起多少代中医人的光荣与梦想。今天，作为市政府实事工程，苏州市中医医院，又踏着时代的节奏，带着吴医的底蕴，从古城中央，整体搬迁到了古城西南的石湖之畔。馥郁芬芳的杏林华韵，又仿佛被播种到了新开辟的中医药百草园中一般，去进行新一播的生根，开花，结果。此时此刻，一个杂花生树，群莺乱飞的美丽春天，似乎正在张开双臂拥抱着我们中医院新院的如期到来。

可以说，我对中医院情牵意惹。这又是因为，小时候随大人去那里看过病，上了中医药大学后在那里实习过，毕业后又留下工作至今。在那里，有我的老师；在那里，有我的同学同事；在那里，还有我的学生。景德路中医院，与我真是情同一家。眼下，医院搬迁新院，旧址可能不复存在，离别之情一时又涌上心头——留恋过去好时光啊！

曾经的医院已然离去，现代化的医院屹然巍立。新的医院，新的起点。这是一次极好的机遇，因为提升性整体性搬迁新医院，也给了我院一个更好的发展平台和发展空间。无论从规模设备，还是到诊疗环境，仅以相关数字进行简单对比，就可表明新院较老院连上了好几个台阶。但毋庸讳言，仅有现代化的环境硬件是不够的，自然还有比其更重要的内涵元素，那就是特色的品牌学科，一流的专家队伍，完整的病案资料，严格的住院医师培养计划和现代图书信息情报资料的有力支撑，这些更是中医院可持续发展的关键法宝。当然，国家级省市级中医临床重点专科的强化深入建设，也是医院发展的重中之重。五十年来，回顾我们发展中医药事业已取得的成绩以及存在的经验教训所给予的启示不难发现，中医药的继承与发展还要把握好以下几个环节，即以学科规模建设为基础，以学术发展为动力，以人才培养为关键，以科学管理为保证。现在规模已经不成问题，而目前面临的新的问题，新的机遇，新的挑战是如何进一步做好、做精和做深这三大环节……

此时此刻，站在这样一所崭新的医院病房大楼中，再一次俯瞰高架线上南来北往、东西穿梭那不断向前奔驰的车流，耳闻随风而来的"唰唰"车声，脑海中突然闪出心中一度设定的那句座右铭，不要问中医院能为你做什么，而要问你能为中医院做什么？

在时空的穿越中，已隐约感觉到新的机遇和新的挑战正在向我飞驰而来（原载 2011 年 1 月 28 日《中国中医药报》，姜宏）。

专业领域代有才俊出
——中医治脊柱，苏州绝技多

国家中医药管理局继续项目——中医药治疗脊柱疾病新进展学习班上周在苏州举行。因国家临床重点专科——苏州市中医医院骨伤科在中医药治疗脊柱疾病方面有独特优势，该院专家的专题讲座受到与会者热疗欢迎。

一、有人的地方就有腰腿痛

据统计，八成以上的人一生中会尝到腰腿痛的滋味。腰腿痛的发生如此普遍，以致人们常无奈地感叹：有人的地方就有腰腿痛。

脊柱疾病包括：颈椎、胸椎、腰椎三个部位的疾病，常见病有：颈椎病、腰腿痛等。其中腰腿痛更是占了骨伤科门诊量的 60% 以上。就发病率来讲，腰腿痛是仅次于上呼吸道感染的人类第二大疾病。据统计，每年每 19 名成人中就有一人因为腰腿痛而就医。

脊柱疾病让人们饱受折磨。如颈椎病,患者可出现颈肩部疼痛不适、活动不利、双手麻木等症状,有些患者还会出现头晕、头痛、步态不稳等;又比如腰椎间盘突出症,发作时可有较严重的腰腿痛,小腿麻木,甚至行走困难,严重影响生活质量。

二、治疗起来非常棘手

大多数脊柱疾病都与平时的不良生活习惯,比如长时间操作电脑、长时间开车、久坐等导致的脊柱慢性劳损有关,是长期积累而成的"宿疾",治疗起来非常棘手,见效缓慢。

西医治疗脊柱疾病,分为非手术治疗和手术治疗两个方面。非手术治疗以缓解临床症状为主,常用一些对胃肠道刺激比较大的消炎止痛药等,疗效也比较单一,容易复发。

对脊柱疾病,西医的最终治疗方法是手术治疗,虽能一时从根本上减轻患者的痛苦,但患者要忍受"挨刀"的痛苦,创伤大,费用昂贵,术后可能出现各种并发症,还有些患者自身身体条件也无法承担手术风险。近年来兴起的微创手术是西医骨科的一个突破,其创伤小、不良反应小、并发症少,对于颈腰椎间盘突出症、老年脊柱压缩性骨折等脊柱疾病有良好的近期疗效,然而此类技术的远期疗效仍无法保障。

三、中医药治疗优势多

中医药与中华民族的历史一样悠久,在长期的社会和医学发展中,逐渐形成了在中医理论指导下的内服外敷中药、手法、针灸、推拿等多元化的治疗模式,对于脊柱疾病的治疗也是如此。

第一,中医药治疗讲究辨证论治、个体化治疗,对于同一种疾病,根据不同患者的具体情况,往往使用不同的药物及其他治疗措施。如一名颈椎病患者,经常头晕、心悸、出汗、失眠、双手麻木刺痛,就诊于各大医院,均未有明显的效果。因惧怕手术风险,患者来中医院骨伤科求治。医生辨证为气虚血瘀、经络痹阻不通,属于中医"痹证"范畴,予中药益气化瘀通络治疗 1 个月后,患者双手麻木刺痛的症状明显好转,不再经常出汗了,睡眠也正常了。还有一名患者同样是颈椎病,却感觉双手麻木无力、头晕耳鸣、腰膝酸软、行走时有踩棉花感,医生给他辨证为肝肾亏虚,属中医痹证范畴,予以中药培补肝肾为主,也取得了不错的疗效。

第二,中医药治疗手段多样,常可"双管齐下"或"多管齐下",发挥相互协同的作用。如一名腰椎间盘突出症的患者,磁共振上显示椎间盘突出已非常严重,腰腿痛发作时只能卧床。各家西医院都称其必须接受手术治疗,患者因无法承受高昂的手术费用,抱着试试看的态度来中医院接受保守治疗。医生给他在急性期使用西药控制症状发作,在疼痛部位外敷药物,同时口服中药,配合针灸、牵引等方法,治疗两个月后复查磁共振发现突出的椎间盘缩小了,症状也得到了改善。

第三,中医药治疗脊柱疾病讲究"治未病",其中包括未病先防、既病防变、愈后防复三大方面,"上工不治已病治未病",这是中医药治疗的最高境界。老年人骨质疏松,容易发生胸腰椎压缩性骨折,所以对老年人脊柱疾病治疗的同时嘱咐其调畅情志、生活应起居有常、饮食上多补充钙质及各种微量元素,并进行适当的户外运动,增强机体免疫力,防止骨质疏松性胸腰椎压缩性骨折的发生。对于已经发生这类骨折的老年人,一方面要使骨折尽早尽快复位;另一方面让其口服中药改善症状,防止骨量进一步丢失。急性疼痛症状控制后,通常还需长期卧床一段时间,这时强调早期进行肌肉的主动和被动功能锻炼,尽早活动未固定的关节,尽早减少卧床时间。同时积极地采用药物进行抗骨质疏松治疗,促进骨折尽快愈合和预防再次骨折。通过这样的三级预防方式,可最大限度减少老年胸腰椎压缩性骨折的发生率,并使治疗效果达到最优。

四、苏州有独到优势

中医药治疗脊柱疾病苏州市中医医院有自己独到的优势。其中"腰椎间盘突出症""胸腰椎压缩性骨折"是国家中医药管理局的重点病种。

科室的学科带头人之一龚正丰对于腰椎间盘突出症的非手术治疗,突破了传统的模式,在国内最早主张运用镇痛牵引下的脊柱三维推拿手法,辅以反常态锻炼、心理疗法和中药内服等,曾获江苏省中医药管理局科技进步奖二等奖,并被确定为全省推广应用项目。现接受此治疗的腰椎间盘突出症患者仍络绎不绝;对于胸腰椎骨质疏松性压缩性骨折的患者,自拟方"股密葆"和"二仙汤"、治疗强直性脊柱炎的专方"通络解毒汤"等已被收入《国家级名医秘方录》。

现任科主任姜宏对颈椎、腰椎疾病,从基础到临床都有较深的研究,主持多个科研项目并获省级以上奖项,如"穴位指压推拿治疗腰痛的镇痛机理研究"曾获国家中医药管理局中医药科技进步奖三等奖,"牵引与推拿对颈椎生物力学影响的实验研究及其临床意义探讨"曾获江苏省中医药科技进步奖二等奖。

近年来,姜宏还在国内率先提出了突出的腰椎间盘通过中医药等非手术治疗能够重吸收的现象,研究其发生机制,创制"消髓化核汤"促进突出椎间盘重吸收,并已广泛运用于临床,造福广大患者,获得了 2011 年江苏中医药科学技术奖三等奖。此外,该科利用手法复位＋可调式外固定器治疗单纯胸腰椎压缩性骨折可使患者免受手术之苦,正在申请国家专利(原载 2011 年 10 月 17 日《城市商报》,刘兰兰)。

苏州引进"国字号"骨伤科团队, 时隔一甲子南北再相聚

20 世纪 50 年代,苏州吴门医派骨伤名医葛云彬奉调来到北京,到刚建立的中国中医研究院(中国中医科学院前身)工作,成为那里的骨伤科带头人。

2019 年 3 月 2 日,作为苏州市临床医学专家团队引进项目,中国中医科学院望京医院骨伤科专家朱立国,带领团队来到苏州,和苏州市中医院签下项目合约。今后,他们不仅将在苏州市中医医院诊疗疾病,并将把独有的骨伤手法传授给苏州医生,造福于苏州百姓。

中国中医科学院望京医院骨伤科可以说是我国中医骨伤科的"龙头老大",而以葛氏伤科为特色,享誉江、浙、沪的苏州市中医医院骨伤科也已成为国家临床重点专科。朱立国团队的引进,不仅是中医骨伤科相隔一个甲子的南北再聚首,吴门中医骨伤科传承发展也将由此迸发出更多的精彩。

一、一段佳话——南北骨伤科再次联合

"苏州与北京的中医骨伤科,其实早在 60 多年前就结下了不解之缘。"说起这段南北渊源,江苏省中西医结合学会骨伤科专业委员会主任委员,苏州市中医医院骨伤科主任中医师、博士生导师姜宏倍感自豪。他介绍道,苏州市中医医院骨伤科起始于 20 世纪 40 年代就名扬江、浙、沪的姑苏城内伤科名医葛

云彬。葛氏伤科擅长运用中医正骨手法治疗骨折脱位,运用中药内服外敷治疗跌打损伤。1955 年,葛云彬响应党中央号召,从苏州奉调进京,到中国中医研究院工作。

此次团队引进,是一个甲子后的南北再续前缘。团队带头人朱立国是中国中医科学院望京医院院长、国际欧亚科学院院士,现担任中华中医药学会骨伤科专业委员会主任委员、中国中医科学院首席研究员。据了解,中国中医科学院望京医院骨伤科团队擅长"清宫正骨",该手法古时主要为宫廷诊治跌打损伤,其特点是手法柔和轻巧,治疗靶点精准,常在谈笑间就能缓解症状、解决伤痛。团队还根据中医学"筋束骨"理论,结合牵引的作用特点,开展旋提手法研究,通过研究显示,旋提手法在治疗神经根型颈椎病安全有效。

"60 多年前被'请出去',60 多年后'请进来'。南北切磋双向流动,富有活力。"姜宏说。今天,来自北京、上海、南京、无锡等地中医骨伤科大咖云集苏州,共同见证南北强强联合的珍贵时刻,并在全国中医骨伤科高峰论坛上切磋技艺。

据了解,该团队正式引进后,朱立国在苏州市中医医院成立临床工作室,将定期来苏进行专家门诊、教学查房、病例讨论、科研指导等一系列实际工作。

二、一项突破——不开刀就能治脊柱病

28 岁的徐先生,因工作经常要低头,患有颈椎病,很痛苦。苏州市中医医院专家教给他一套简单易学的锻炼方法,每日练习 200 次,病情逐渐得到缓解。

"生活方式改变了,疾病的发生也跟着改变,现在与暴力撞击有关的骨折脱位患者逐渐减少,而颈椎病、腰椎间盘突出症等退行性疾病成为重点人群。"江苏省中西医结合学会脊柱专业委员会副主任委员,苏州市中医医院骨伤科主任、主任中医师李宇卫告诉记者,引进朱立国团队,就是希望在手法治疗脊柱疾病上有再次突破,让更多患者不开刀就解决病痛。

事实上,早在 20 多年前,苏州市中医医院就着手研究腰椎疾病问题。1998 年,姜宏在《中华骨科杂志》发表《腰椎间盘突出后的自然吸收及其临床意义》,成为国内该研究领域的开拓者。2018 年 12 月,姜宏团队开展的"破裂型腰椎间盘突出症中医促进重吸收的诊疗技术及应用"项目,荣获中国中西医结合学会科学技术奖二等奖。作为其核心内容的消髓化核汤可在缓解或消除临

床症状的基础上,促进突出椎间盘的重吸收。

"门诊上,绝大多数患者都说,能不开刀最好不要开刀。而事实上80%以上的退行性骨关节疾病,不用开刀就能缓解。"姜宏表示,中药内服外用、针灸、推拿以及正骨理筋手法等,对颈腰椎退行性疾病具有良好的临床疗效。

在采访中,姜宏和李宇卫都提到了"阶梯化治疗"理念,即根据患者病情实际需求,能保守治疗的,不要开刀;能微创解决的,不开放手术。以腰椎间盘突出症为例,要通过具体评估,来实行中医治疗、内镜微创手术或传统开放手术这一阶梯治疗策略。"既注重椎间盘突出的靶点治疗,又注重相关症状和体征的围靶点治疗。"姜宏指出,治疗不是纯保守,也并非一"切"了之,要中西医并重,辨病、辨型与辨证相结合,看患者适合哪种治疗方法。"我们诊治的不是单纯的病,而是一个有病的人。"姜宏说,中医骨伤科医生,要坚持中西医并重,成为掌握多种中西医疗法的"中国式骨科医生"。

三、一张蓝图——科研教学推向新高度

苏州市中医医院骨伤科在华东地区乃至全国享有盛誉,2018年门诊量达20.8万人次,数量上与中国中医科学院望京医院相当。据了解,今后骨伤科门诊将参考中国中医科学院望京医院,按专病进行细分,达到"更专业、更精准"。李宇卫透露,待医院二期工程建成投用后,有望把骨伤科病区从3个扩增到6个,并将按疾病类型进一步细分。此外,结合健康苏州"531"系列行动计划,中医在骨质疏松等方面预防与治疗同步的健康管理理念也将得到进一步加强。

据了解,朱立国团队在中医骨伤科学研究方面硕果累累,承担了国家级科研课题100余项,获得国家科学技术进步奖二等奖4项,省部级国家科学技术进步奖数十项。其研制的旋提手法智能教学机器人,让中医骨伤手法传承新模式从传统的"经验型"走向数字时代的"科学型",为中医药现代化做出了贡献。随着此次团队引进,苏州市中医医院在科研教学等方面有望得到进一步提升,例如开展骨关节退行性疾病防治的中医中药内服外用的临床应用与系列研究,共同合作申报国家级研究项目;智能教学机器人也将被应用于中医骨伤科的人才培养和技术推广中。

苏州是吴门医派的发源地,苏州市中医医院是吴门医派传承创新发展的主力军、主阵地。"一个甲子,一来一回的时空轮回,是历史巧合、缘分机遇,是我们今后发展的需求。"苏州市中医医院院长徐俊华表示,骨伤科将在学习借

鉴朱立国团队技术的基础上,进一步提高相关医疗技术和临床疗效,为市民有效解决常见病或疑难杂症,进一步研究吴门医派学术理论,并将其推向新的高度,建立现代化的中医骨伤科学及其完善的学科体系,显著提升中医骨伤科综合服务能力(原载 2019 年 3 月 2 日《引力播》,李晓、陆珏)。

盘点国家重点中医骨伤科
——苏州市中医医院骨伤科历代掌门人(或学术引领人)

一、第一代:顾大钧

顾大钧,吴门医派葛氏伤科创始人葛云彬弟子。

在顾大钧的带领下,苏州市中医医院骨伤科不仅吸纳苏城其他骨伤流派,充实科室技术内涵,而且培养了一大批的学生,使中医骨伤事业发展后继有人。葛氏伤科独特的手法复位和小夹板固定及一支蒿片、祛伤丸、金黄膏等方法治疗骨折和软组织损伤,为骨伤科的发展打下了坚实的基础。

二、第二代:陈益群

1972 年时陈益群任江苏省中医研究院研究员,师出名门的陈益群被调入苏州市中医医院,1974 年任骨伤科主任,成为骨伤科发展历史上的第二代学科带头人。

陈益群在坚持传统特色治疗基础上,创立"有限手术"概念,开创了苏州市中医医院骨伤科中西医结合治疗骨伤疾病的新纪元。

陈益群倡导的许多方法至今仍具有独特的实用性,如跟骨复位器结合克氏针经皮撬拨复位固定跟骨骨折(此法已被列为国家重点专科临床路径牵头病种)、髌骨钩牵引治疗髌骨骨折、经皮缝合内固定治疗髌骨骨折等。

三、第三代:龚正丰

20 世纪 1992 年 3 月,龚正丰执掌苏州市中医医院骨伤科,成为苏州市中医医院骨伤科发展历史上第三代学科带头人。

他在继承和发扬中医传统特色的基础上,为科室的发展确立了中医为主、先中后西、中西医结合的临床发展规划,全面开展了骨科开放性创伤和骨折程度严重而中医无法解决的现代骨科治疗,全面提升了科室的临床诊疗水平。1993 年骨伤科被列为苏州市重点临床专科;1998 年建设成江苏省中医药管理局重点临床专科;2002 年成为国家中医药管理局重点临床专科的建设单位,为骨伤科跃上今天的平台搭建了一个坚实的台阶。

四、第四代:姜宏

2003 年 4 月,姜宏成为骨伤科的第四代领头人。师承陈益群、龚正丰,后在上海中医药大学攻读硕士、博士学位,又师从上海石氏伤科传人施杞和上海中医药大学郑效文、杨志良和吴诚德。

姜宏拥有长期而丰富的临床实践经验,又在上海中医药大学 6 年硕博士的系统学习,因而打下了扎实的理论基础和科研基础。因此,他在接过上一代领头人的接力棒以后,提出了"一体两翼三发展"的科室发展思路,即以中医骨伤科理论体系及其临床经验为主体,把吴门医派骨伤和国内其他主要骨伤流派与现代医学、现代骨科学充当两翼,来发展苏州市中医医院的中医骨伤科、中医骨内科和西医骨外科。2006 年苏州市中医医院骨伤科获国家中医药管理局重点临床专科验收专家组以"坚持特色好"的评价而通过了重点临床专科的验收,成为全国第一批 22 家国家中医药管理局重点骨伤科临床专科之一。2011 年又成为卫生部的国家重点临床专科建设单位,攀上了名副其实的国家重点临床专科的顶峰(原载 2011 年 10 月 17 日《城市商报》,刘兰兰)。

吴医正骨面貌新
——《吴医骨伤方技荟萃》序

丙戌金秋欣逢苏州市中医医院建院五十周年庆典,亦兼全国中医重点临床专科建设单位苏州市中医医院骨伤科接受国家中医药管理局评审验收之际。

回溯吴中大地,历代名医辈出,其温病学派,更使吴门中医独树一帜,闻名遐迩。先辈同仁继承、弘扬吴门中医理伤续断接骨专长,每使伤痛缓解,破涕转为笑脸,甚而免除手术之虑,其灵验便行,独成流派,铸显特色,名噪江南,翘楚华夏。

带着吴医的气息,踏着时代的节奏,苏州市中医医院骨伤科从半个世纪的风雨历程中向我们走来,在学科发展方向上,其坚持中医特色,中西结合,在学术发展方法上,它力求博采众长,与时俱进,相继涌现出全国老中医药专家学术经验继承工作指导老师、江苏省名中医陈益群、顾大均、龚正丰,先后承担完成了5项省部级、市厅级课题,获得了4项省部级、市厅级科技成果奖励,发表了100多篇学术论文,连续举办了13届每届为期1年的卫生部部办全国骨伤科临床进修提高班。近10年来又历经了作为江苏省重点中医临床专科、全国重点中医临床专科建设单位两个层次的腾飞,使综合医疗水平得到了迅速的提升。而作为临床与教研齐飞的一个新的起点,2003年以来,科室又先后成为上海中医药大学、南京中医药大学骨伤科硕士研究生的培养单位和国家药物临床试验机构的验证单位。

我曾在上海"立雪"于施门,师从全国名中医、著名石氏伤科流派专家、上海中医药大学校长施杞教授。现从医于吴门,在我们苏州市中医医院骨伤科临床从事医教研工作,亲身经历了我科前进发展、波峰曲直那20多年的难忘岁月。进入20世纪90年代中期特别是迈进新时代以来,科内老、中、青三代30多位同仁以捍卫我国优秀民族文化遗产的历史使命为己任,执着追求,钻研岐黄,潜心接骨,探幽发微,著述撰文,真可谓理伤五纪续传薪,吴医正骨面貌新。冬来夏去,春华秋实,在品味丰收喜悦的时刻,今汇编成集的我科各位同仁的骨伤方技精华,涉及接骨、夹缚、汤药、敷贴、推拿、牵引、练功、手术、微创、新技术和老中医经验继承,其分别从创伤、关节、脊柱不同角度,从临床、教学、科研、护理不同层面,集中展示了学科开拓进取、学术创新发展之新貌。由于水平与时间有限,故谬误、偏见、瑕疵、疏漏在所难免,甚至疑惑问题仍多于答案,祈望同道、专家和朋友谅鉴指正。

历史悠悠,光阴似箭。当今,现代科学技术日新月异,人类即将开启一个医学和生命科学发展的新高潮,"中医药应当对人类有较大的贡献",伟人的教导时常在耳边萦绕。随着综合国力的不断增强,市场竞争的日益激烈,我们正面临着新的机遇和新的挑战,学科发展的进退或顺逆正是这种机遇和挑战的必然。中医骨伤科的继承与创新是一个永恒的主题,同时也是我们事业可持续发展的动力源泉。医术的积累、学科的发展需要有一个漫长的过程,但涓涓细水汇江河,处处留心皆学问,集腋成裘,聚沙成塔,以锲而不舍的功夫,金石亦可镂也。昔韩愈云:"业精于勤,荒于嬉;行成于思,毁于随。"而苏东坡的《赤壁怀古》更为后人留下了"大江东去,浪淘尽,千古风流人物。故垒西边,人道是,三国周郎赤壁。乱石崩云,惊涛裂岸,卷起千堆雪。江山如画,一时多少豪杰"的千古绝唱。回眸过去,心潮澎湃;展望未来,激情满怀,每当遥望皎月星空,则更增添几分"历史的天空闪烁几颗星,人间有一股英雄气,在驰骋纵横"之感慨。

"雄关漫道真如铁,而今迈步从头越。"古云:"求乎上者,得其中也,求乎中者,得其下也。"只要我们咬定青山不放松,坚持发展不动摇,同心同德,横而不流,充分发扬珍惜光阴和只争朝夕的拼搏精神,进一步在吴门中医骨伤特色和优势上做强、做深、做好学问,我们就一定能名副其实登上全国中医重点临床专科之平台,以攀登新的高峰,争创新的辉煌。

形象思维第一流,文章经纬冠千秋。

谨以本专集献给苏州市中医医院建院五十周年庆典、全国中医重点临床专科建设单位——苏州市中医医院骨伤科即将接受并通过国家中医药管理局的评审验收。

本书付梓之际又承蒙我的导师,中华中医药学会副会长、中华中医药学会骨伤科学会会长、上海市中医药学会会长施杞教授颂序勉励,我院院长葛惠男教授也欣然作序并挥毫题写书名,使之增添了可读可赏的卷首,在此一并深表谢意(姜宏,2006 年 9 月)!

历史永远是一面镜子
——《吴医骨伤方技荟萃》序

光阴如箭,岁月如歌。苏州市中医医院历经半个世纪之艰辛奋斗,迎来建院五十周年隆重庆典。该院骨伤科所承担的全国重点中医临床专科建设项目已顺利完成,即将接受国家中医药管理局评审验收,所辑《吴医骨伤方技荟萃》亦将付梓,书中汇集骨伤科疗效独特之方技经验,从一个侧面反映了该科临床专科建设之成绩。盛事相逢,可喜可贺。

苏州市中医医院骨伤科创建于 20 世纪 50 年代,为国内设立较早之中医骨伤科,名家溢众,陈益群、顾大钧、龚正丰等家学渊源,造诣殊深,德艺双馨,名噪江南,为江苏省及全国老中医药专家学术经验继承工作指导老师。近年来,学科建设成绩斐然,先后承担了多项部市级科研课题,多次获得各类科学技术奖项,被列为省级重点中医临床专科和全国重点中医临床专科建设单位。

所见所闻，一派生机，事业辉煌。且借谭嗣同《晨登衡岳祝融峰》相颂："身高殊不觉，四顾乃无峰。但有浮云度，时时一荡胸。地沉星尽没，天跃日初熔。半勺洞庭水，秋寒欲起龙。"

苏州乃吴国古邑，建城迄今已有 2 700 余年历史，文化沉淀丰厚。中医药学历来以中华民族优秀文化为底蕴，医文相通兼融。一方水土孕育一方事业，吴门医学相传已久，至明清时更有温病学说形成，叶桂、薛雪、徐大椿、尤在泾等大家辈出，成为中医药学发展史上新的里程碑，功垂千秋。"半亩方塘一鉴开，天光云影共徘徊。问渠那得清如许，为有源头活水来。"苏州市中医医院骨伤科坚持以吴文化及吴医学为事业发展取之不竭之源泉，不断塑造自身特色和优势，推动学科建设，提升学术水平，在省内乃至全国日渐扩大知名度。与此同时，以姜宏博士为代表的新一代优秀中青年学者在繁荣事业的征途中脱颖而出。中医事业后继有人，江山代有才人出，各领风骚数百年，功莫大焉！继承创新是中医药学事业振兴、发展永恒的主题。中国医药学是一个伟大的宝库，博大精深，需要我们不懈努力，薪火相传，认真挖掘、整理，弘扬光大。中医学关于生命科学的众多理论、观念，较之西医学在构建"生物—心理—社会—环境"这一新的医学模式中更具优势，为世人所青睐，必将成为 21 世纪世界医学重要的组成部分而与西医学交相辉映。随着我国综合国力的增强，中国将成为经济大国在世界崛起，中国还必将以其辉煌的历史文化屹立于世界民族之林。在我国全面建设小康社会的进程中，中医药学也必将更多更快地走向世界，造福全人类。继承、创新，推进中医药事业现代化，是时代赋予我们炎黄子孙的历史使命。孔子在《论语·述而》中倡导"志于道，据于德，依于仁，游于艺"。温故而知新，任重而道远矣！越王勾践的故事已是人尽皆知，李白有《越中览古》曰："越王勾践破吴归，义士还家尽锦衣。宫女如花满春殿，只今唯有鹧鸪飞。"水能载舟，也能覆舟。我们既不能数典忘祖，妄自菲薄，也不应故步自封，裹足不前。历史永远是一面镜子，让我们记取那些悲壮的教训。改革开放为我国中医药事业的振兴带来了灿烂的春天。"胜日寻芳泗水边，无边光景一时新。等闲识得东风面，万紫千红总是春。"祝愿苏州市中医医院骨伤科永远是我国中医药事业蓬勃发展的百花园中一朵盛开的奇葩。斯以为叙（中华中医药学会副会长、中华中医药学会骨伤科分会会长、上海市中医药学会会长施杞 2006 年中秋）。

追溯与梦想

——《吴医骨伤发展掠影》序

五十年的奋进历程,半世纪的学科发展,踏着时代的节奏,带上吴医的底蕴,全国重点中医临床专科建设单位——苏州市中医医院骨伤科从这小小的画册中向我们走来……

由葛惠男院长题名的《吴医骨伤发展掠影》,以其珍藏的照片、斑斓的画面、简练的文字,生动地记录了我们骨伤科从创建、成长、发展到腾飞的光辉历程。一张张瞬间镜头,一组组往事回放,这些掠影特写,这些永恒记忆,也为苏州市中医医院五十周年院庆,亦即迎接国家中医药管理局的重点专科验收评审增添了绚丽的篇章。

古城中央,救死扶伤,演绎了我们的灿烂人生;景德路畔,妙手回春,编织了天使的风采精神。接骨续断,中西合璧。传统与现代齐飞,手法共手术一色。治伤特色,名扬苏城之上空;理筋专长,声飞吴中之大地。从这里先后走出了江苏省名中医陈益群、顾大钧、龚正丰等著名骨伤专家;长江后浪推前浪,青出于蓝胜于蓝,一批中青年专家学者正在茁壮成长,相继成为学科的中坚骨干,他们肩负着国家重点专科发展的历史重任,其青春的活力、勃发的英姿、敬业的精神、执著的追求,展示着学科与时俱进的美好前程。

"于厚德处用心,于仁术处用功""只要是救死扶伤,呵护生命,再苦再累也心甘",这已成为我们医生护士的共识。一个互爱、和谐、向上的集体;一个认真、努力、拼搏的团队,"团结、紧张、严肃、活泼",业已成为我们科室工作的节奏与写照。每个人都在尽心尽力,每一位都在成长成才,发挥着一颗颗螺丝钉的作用……

"多少事,从来急,天地转,光阴迫,一万年太久,只争朝夕。"我们深知:工作着是美好的!奋斗着是自豪的!因为我们有一股事业心,在驰骋纵横!

曲折辉煌、生生不息的发展历程,我们曾经走过,

波峰坎坷、艰辛努力的风雨人生,我们曾经度过!

同一个学科同一首歌,同唱继承创新的歌。

同一个团队同一个梦,共圆国家重点的梦!

这就是我们的骨伤科,

这就是我们的中医院，

这就是我们的大家庭！

这也是我们即将正式成为国家重点专科的序……（姜宏，2006 年 10 月）

守住流派传承发展的精粹
——《闵氏伤科——正骨手法分册》序

中医骨伤历史源远流长，各地骨伤流派百家争鸣、精彩纷呈，而吴门中医骨伤以深厚的历史文化底蕴，独树一帜，闻名遐迩。其较早可追溯到明代的苏州名医薛己，他幼承家训，精研医术，著有《正体类要》流传于世，是书不但著有正骨手法十九条，而且还开创了中医骨伤的内治大法，因而有着里程碑式的引领。吴门医派骨伤流派百年多来，逐渐形成了闵氏、葛氏、楚氏等主要流派。中华人民共和国成立以后，苏州地区的中医骨伤科的发展一直走在了全国的前列。

闵氏伤科起源于清代名医闵籍，世代传承至今已有 220 年。其中，闵氏整骨理筋手法、祖传秘方、验方如丸丹散与伤膏药制作技艺，已被列入江苏省和苏州市非物质文化遗产。闵氏伤科具有较为完整的传承谱系及其传承人代表，目前已经传至第六代，这样的世医传承模式，在当今骨伤科界为数不多，值得研究。

回首闵氏每一代传承人，大多医术武术双全，可谓医武兼容，力透指腹，接骨上骱，得心应手，他们且都在苏州或周边地区开设诊所，钻研医术，悬壶济世，服务民众，由此将闵氏伤科发扬光大。早在 20 世纪，闵氏第三代遂因长子闵钟杰赴上海开设伤科诊所，因医技高超，常令患者破涕成笑，声誉沪上，终使闵氏伤科走出苏州，成为沪上"伤科八大家"之一。值得一提的是，作为沪上"伤科八大家"之一的王氏伤科，领头人王子平也是习武出身，其传人上海中医大学吴诚德教授，亦曾是我的博士生指导老师之一。

闵氏伤科和苏州市中医医院继承的葛氏伤科，都是吴门医派骨伤科中的重要流派。当我看到闵氏第六代传人仍在从事骨伤科临床，并有总结研究提高时深感欣慰，其为吴门医派伤科流派的传承精华和守正创新，做出了一份重要的贡献。

目前，闵氏伤科的辐射范围，可达苏州昆山、吴中、相城、吴江，上海青浦，浙江嘉善和平湖等地,广受当地百姓的赞誉。

苏州平江医院在闵氏伤科第五代代表性传承人闵大联的主持下,还完成了江苏省中医药管理局课题"胸腰椎骨折体位加手法复位实验与临床研究",并获苏州市级科学技术奖。该手法具有痛苦小、复位巧、成功率高、疗效确切、医疗费用低等优点,在临床得到了一定的推广应用。此外,闵大联还在苏州地区率先开展用手法对成年人平足症进行矫正治疗,其通过拔伸摇摆、跖屈推顶等手法,恢复足弓正常形态,并结合中药外敷硬纸板固定,取得了较好的临床疗效,吸引了一大批患者慕名前往。闵大联对于腰椎间盘突出症,采用推拿手法加中药内服外用等方法,也取得了较好的临床疗效。

综观《闵氏伤科·正骨手法分册》一书,其系统性地介绍了闵氏伤科正骨推拿手法、马粪纸夹板、骨折三期辨治及诸多内服外用治疗骨折、筋伤和脱位的经验方。其中,第三至第十三章,对各类四肢和躯干损伤有着较为完整的论述,从病因病机到诊断要点,从辨证论治到康复治疗,图文并茂,条分缕析,尤其对一些疑难的关节内骨折,如肱骨近端骨折、肱骨髁上骨折、髋臼骨折、踝关节骨折等的手法整复及固定方法都有较为详尽细致的阐述。

必须正视,目前手术疗法对于传统正骨疗法带来了强烈的冲击效应,这对吴门医派骨伤流派将是一个严峻的挑战与考验。如何将传统的东西继承下来,加以规范提高,从经验型走向科学型,前途光明,但任重道远。

我衷心希望通过是书的出版发行,让更多的同行了解和认可吴门医派的闵氏伤科,并祝愿闵氏伤科砥砺前行,更上一层楼,为苏州地区的中医骨伤科事业的发展做出更大的贡献! 乐以为序(姜宏,2020 年 6 月 27 日)。

第五章
苏州市中医医院骨伤科
历年大事记

第一节　临床发展大事记

1952 年前后　成立苏州市中医联合门诊部,葛云彬任伤科负责人。

1955 年　葛云彬奉调北京中国中医研究院工作。

1956 年　苏州市中医医院建院,葛云彬夫人周玲英任骨伤科负责人。

1972 年　陈益群由南京江苏省中医院中医研究所调入骨伤科。

1974 年　陈益群任骨伤科主任。

1976 年　陈益群、龚正丰参加唐山地震抗震救灾工作,救治伤员。

1980 年　科室开始全面开展各类骨折的中医传统手法复位,研制各类铝合金夹板固定治疗骨折,开展有限手术,此阶段是中西医结合骨伤科发展的奠基时期。

1982 年　恢复高考后第一批高等中医院校科班毕业生惠礽华、姜宏分配入科。那时科室有顾大钧、李宗元、龚正丰、贺九龙、邬振和、孙启超、凌士超、葛建良、葛安良、吴明芬、戴兴元、胡水金、封文娟、赵玉群等医师。

1989 年　骨伤科扩展到 2 个病区,共 96 张病床。

1994—1998 年　科室相应逐步开展同等级别综合性医院骨科所开展的手术,人工股骨头置换术开始起步。

1998 年　龚正丰、尤仲连、史海新先后赴新加坡中医骨伤科诊所工作。

2000 年　上海市第九人民医院骨科戴尅戎院士来苏州市中医医院主刀两台定制型假体的全髋关节置换手术。

2000 年　膝关节镜诊疗技术、全髋关节置换术、全膝关节置换术等开始起步。

2003 年　全髋关节、全膝关节、桡骨小头置换、肱骨头置换、腰椎间盘突出症摘除术和胸腰椎骨折椎弓螺钉内固定技术快速发展。

2004 年　11 月,科室通过国家药物临床机构资格认证专家组的答辩。

2005 年　11 月,科室获得国家药物临床机构资格认证书。

2006 年　10 月,科室通过国家中医药管理局全国重点专科验收答辩。

2010 年　10 月,科室第一次实行每周一大交班中由青年医生及研究生进行学术讲座。

2011 年　1 月,苏州市中医医院整体搬迁至沧浪新城,骨伤科拥有脊柱、髋关节、髌(膝)关节三个病区、147 个床位。脊柱各类手术、椎体成形术开始发展。6 月,科室第一次使用 PPT 交班。

2011 年　7 月,科室在北京西藏大厦通过卫生部国家重点临床专科申请答辩。11 月,正式成为卫生部国家重点临床专科建设单位。12 月,苏州市中医医院被国家中医药管理局批准,作为牵头单位召开国家中医药管理局跟骨骨折临床路径及诊疗方案制定工作会议,并负责全国 10 家单位骨伤科的协作。

2011 年　9 月,医院党政领导召开骨伤科全体医生会议,研究国家重点专科发展方向。

2014 年　椎间孔镜手术开始发展,逐步开始发展导航下脊柱手术、经皮椎弓根螺钉内固定技术等。

2017 年　骨伤科开设吴门医派手法整复室,由高年资专家主任带教低年资医师进行手法整复小夹板固定操作。

2018 年　3 月起开设肩膝关节运动损伤专病门诊。

2019 年　8 月,骨伤科经典病房正式开启。

第二节　科教成果大事记

1985 年　在陈益群带领下,发明脊柱过伸夹板治疗胸腰椎屈曲型骨折,同期发明应用铰链夹板治疗胫骨平台骨折,发明跟骨复位器结合撬拨术治疗跟骨骨折。

1986 年　陈益群、龚正丰"外展牵引固定器治疗股骨颈骨折"获 1986 年度江苏省科技进步奖三等奖。

1993 年　11 月,陈益群、龚正丰、姜宏"镇痛牵引下脊柱推拿手法治疗腰椎间盘突出症的临床与机制研究"获江苏省中医药管理局中医药科技进步奖二等奖。

1998 年　12 月,姜宏在《中华骨科杂志》发表论文《腰椎间盘突出后的自然吸收及其临床意义》,首次在国内提出突出椎间盘可以发生重吸收。

2000 年　6 月,姜宏"牵引与推拿对颈椎生物力学影响的实验研究"获 2000 年度江苏省中医药科技进步奖二等奖。

2005 年　骨伤科在全院承担第一个药物临床试验管理规范(GCP)项目。

2008 年　3 月,孟祥奇、惠礽华"化痰祛湿剂延缓膝骨关节炎关节软骨退变的研究"获苏州市科学技术奖三等奖。

2011 年　10 月,姜宏主编著作《腰椎间盘突出症——重吸收现象与诊疗研究》出版。12 月,姜宏"利水化瘀散结法促进腰椎间盘突出后重吸收的研究"获江苏中医药科学技术奖三等奖。

2012 年　6 月,姜宏主编著作《腰椎间盘突出症——重吸收现象与诊疗研究》,获第二十五届华东地区科技出版社优秀科技图书二等奖。10 月,孟祥奇等获国家实用新型专利及发明专利:腰椎骨折外固定器。12 月,姜宏主编著作《腰椎间盘突出症——重吸收现象与诊疗研究(第 2 版)》出版。

2012 年　11 月,葛惠男、姜宏获国家中医药管理局第一批全国中医学术流派传承工作室项目——吴门医派杂病流派传承项目。

2013 年　3 月,姜宏"益气化瘀散结法促进椎间盘突出后重吸收的研究"获江苏省中医药科学技术奖二等奖。10 月,姜宏等获国家发明专利:跟骨骨折手法复位器。12 月,龚正丰主编著作《吴门马氏喉科荟萃》出版。

2014 年　4 月,姜宏当选为江苏省中西医结合学会骨伤科专业委员会主任委员。10 月,姜宏著作《腰椎间盘突出症——重吸收现象与诊疗研究(第 3 版)》出版。11 月,李红卫、张志刚主编著作《龚正丰骨伤学术经验荟萃》出版。

2015 年　1 月,姜宏获国家自然科学基金项目:益气活血方介导 P38MARK 信号转导通路促进腰椎间盘突出重吸收的机制。3 月,姜宏"腰椎间盘突出后重吸收的 MRI 观察及益气化瘀方促进重吸收的临床研究"获江苏省中医药科学技术奖三等奖。

2016 年 10 月,姜宏、刘锦涛、俞鹏飞主编著作《腰椎间盘突出症——重吸收现象与诊疗研究(第 4 版)》出版。

2017 年 6 月,姜宏当选江苏省中西医结合学会骨伤科专业委员会主任委员。李宇卫当选脊柱医学专业委员会副主任委员。11 月,姜宏、俞鹏飞、刘锦涛主编著作《破裂型腰椎间盘突出症——MRI 分析/临床转归预测/诊疗策略》出版。12 月,孟祥奇,"可调式脊柱外固定器对胸腰椎压缩骨折椎体高度和椎管内占位骨块的影响"获江苏省中医药科学技术奖二等奖。

2018 年 9 月,俞鹏飞、马智佳、刘锦涛主编著作《巨大/游离型腰椎间盘突出症非手术治疗的病例研究》出版。12 月,陈华等获得国家发明专利:一种腰部外固定器及其制作方法;姜宏,"破裂型腰椎间盘突出症的中医促进重吸收的诊疗技术及临床应用"获 2018 年度中国中西医结合学会科学技术奖二等奖。

2019 年 7 月,李宇卫获江苏省中医药管理局重点项目:基于 NF-κB 介导 ASIC3 调控对枳壳甘草汤治疗腰椎间盘突出症机制的研究;俞鹏飞获江苏省自然科学青年基金项目:益气活血通督方调控破裂型腰椎间盘突出后重吸收过程中的自噬与凋亡机制研究。10 月,张志刚,"跟骨骨折手法撬拨复位技术"获江苏省医学新技术引进奖二等奖。11 月,姜宏,"益气逐瘀利水方治疗游离型腰椎间盘突出症的 MRI 观察及疗效机制"获 2019 年度中华中医药学会科学技术奖三等奖。

第三节　举办学术会议大事记

1982 年 举办江苏省第一期骨伤科临床进修培训班,为期 1 年,学员 15 名。

1983 年 举办江苏省第二期骨伤科临床进修培训班,为期 1 年,学员 15 名。

1986 年 苏州市中医医院骨伤科开始举办卫生部委办全国骨伤科高级医师进修班,为期 1 年,一共办了 13 期,来自全国近 20 个省市的骨伤科医师来院进修。

1986 年 11 月,陈益群代表科室在苏州,承办全国第二届中西医结合骨伤科学术交流大会,主任委员尚天裕等到会主持开幕式并发表主旨演讲。

2002 年 11 月,科室举办全国骨伤科临床新技术、新进展学习班暨华东地区骨伤科学术研讨会。

2005—2010 年　每年在苏州饭店、乐乡饭店举办国家级继续教育学习班。

2011 年　9 月,2011 年度江苏省中医骨伤科学术会议在苏州胥城大厦召开。

2012 年　11 月,中西医结合治疗脊柱疾病新进展学习班暨全国中医骨伤科研讨会在维景国际大酒店召开。

2013 年　11 月,中西医结合治疗脊柱疾病新进展学习班暨全国中医骨伤科研讨会在维景国际大酒店召开。

2014 年　11 月,骨与关节疾病中西医结合治疗新进展学习班暨龚正丰全国名老中医骨伤学术经验研讨班在维景国际大酒店召开。

2015 年　11 月,江苏省中西医结合骨伤学术年会暨吴门医派葛氏伤科正骨手法龚正丰骨伤学术经验研讨班在苏苑饭店召开。

2016 年　12 月,江苏省中西医结合骨伤学术年会暨吴门医派葛氏伤科正骨手法龚正丰骨伤学术经验研讨班在胥城大厦召开。

2017 年　12 月,江苏省中西医结合骨伤学术年会暨吴门医派葛氏伤科正骨手法龚正丰骨伤学术经验研讨班在苏苑饭店召开。

2018 年　9 月,江苏省中西医结合骨伤学术年会暨吴门医派葛氏伤科正骨手法龚正丰骨伤学术经验研讨班在苏苑饭店召开。10 月,龚正丰主任八十华诞庆典暨全国骨伤流派传承学术研讨会在胥城大厦举办。

2019 年　3 月,苏州市中医医院引进中国中医科学院望京医院朱立国教授骨伤团队启动仪式在皇家金煦酒店召开。4 月,中国中医科学院首席研究员、望京医院教授、全国名老中医孙树椿来医院授课并表演清宫正骨手法。12 月,江苏省中西医结合骨伤学术年会暨吴门医派葛氏伤科正骨手法龚正丰骨伤学术经验研修班在苏苑饭店召开。

第四节　人事变动大事记

1955 年　葛云彬奉调进京到中国中医研究院工作。

1956 年　苏州市中医医院建院,周玲英任骨伤科负责人。

1974 年　陈益群任骨伤科主任。

1988 年　8 月,贺九龙、龚正丰任骨伤科副主任。

1990 年　5 月,贺九龙担任骨伤科主任。7 月,邬振和任骨伤科副主任。

1991 年　　11 月,贺九龙任副院长。

1992 年　　3 月,龚正丰任骨伤科主任。

1997 年　　12 月,姜宏任骨伤科副主任、苏州市中医药研究所副所长。

2001 年　　9 月,惠礽华任副院长。

2002 年　　4 月,姜宏任苏州市中医医院党委委员。

2003 年　　4 月,姜宏任骨伤科主任。7 月,陈咏真任骨伤科副主任。

2008 年　　8 月,马奇翰任医务科科长。

2009 年　　2 月,徐华明任院长办公室副主任。

2010 年　　7 月,李宇卫任骨伤科副主任。

2012 年　　8 月,马奇翰任苏州市中医医院副院长。10 月,徐华明任院长办公室主任。

2015 年　　8 月,尤君怡任医务科副科长。

2017 年　　6 月,孟祥奇任骨伤科科研主任。

2018 年　　6 月,李宇卫任骨伤科主任;李红卫任十病区副主任、张志刚任九病区副主任。

2019 年　　6 月,陈华担任院长办公室副主任。尤君怡任医务处处长;孟祥奇任骨伤科副主任;李红卫、张志刚、陈咏真任十、九、八病区主任;沈晓峰、刘锦涛、王震任十、九、八病区副主任。8 月,姜宏任吴门医派研究院临床研究部主任。李宇卫任临床研究部骨伤科研究所所长。

第五节　科室荣誉大事记

1997 年　　骨伤科成为江苏省第一批省级重点临床专科。

2002 年　　通过江苏省中医重点临床专科验收,科室成为国家中医药管理局全国重点临床科室建设单位。

2004 年　　11 月,科室通过国家药物临床机构资格认证专家组的答辩。

2005 年　　11 月,科室获得国家药物临床机构资格认证书。

2006 年　　10 月,科室在景德路老医院行政楼二楼通过国家中医药管理局专家组对科室进行的全国中医重点临床专科的验收。

2011 年　　7 月,科室在北京西藏大厦通过卫生部国家重点临床专科申请答辩。9月,开始建设国家中医药管理局龚正丰全国名老中医传承工作室,李红卫任工作室主任。11月,骨伤科成为国家卫生部国家重点临床专科建设单位。

2012年　10月,国家中医药管理局吴门医派杂病流派传承工作室成立,姜宏为代表性传承人,中医骨伤科分项目负责人。

2016年　1月,成立苏州市中医骨伤科临床医学中心,姜宏任中心主任。

2018年　2月,医院成立苏州市创伤救治中心,张志刚任负责人。

2019年　8月,苏州市中医医院骨伤科正式通过国家临床重点专科(中医专业)验收。

2020年　4月,科室李宇卫团队获苏州市科技魅力团队。

第六节　个人荣誉大事记

1984年　陈益群任江苏省中医药学会骨伤科专业委员会副主任委员。

1993年　龚正丰被评为江苏省中医药先进工作者。

1994年　龚正丰被苏州市人民政府记大功。

1996年　龚正丰被评为苏州市劳动模范。

1997年　9月,陈益群成为第二批全国老中医药专家学术经验继承工作指导老师,李宇卫为继承人。龚正丰任江苏省中医药学会骨伤科专业委员会副主任委员。龚正丰获苏州市优秀知识分子荣誉称号。

1998年　6月,姜宏获江苏省有突出贡献中青年专家称号。

2002年　6月,龚正丰被评为江苏省名中医。10月,龚正丰被苏州市卫生局记大功。龚正丰任江苏省中医药学会骨伤科专业委员会副主任委员。

2011年　4月,姜宏获全国五一劳动奖章。

2011年　7月,姜宏被评为江苏省卫生系统优秀共产党员。

2013年　2月,姜宏享受国务院政府特殊津贴。

2014年　4月,姜宏任江苏省中西医结合学会骨伤科专业委员会主任委员。

2015年　1月,孟祥奇成为江苏省第四期"333高层次人才培养工程"第三层次培养对象。

2016年　10月,姜宏成为江苏省优秀科技工作者。

2017 年　1月,刘锦涛、俞鹏飞获批江苏省青年医学重点人才。6月,姜宏任江苏省中西医结合学会骨伤科专业委员会主任委员;李宇卫任江苏省中西医结合学会脊柱医学专业委员会副主任委员。8月,姜宏获全国卫生计生系统先进工作者,国务院副总理刘延东颁奖。10月,李宇卫任中国中西医结合学会骨科微创专业委员会脊柱内镜学组常务委员。

2018 年　9月,马奇翰任江苏省康复医学会运动康复专业委员会副主任委员。12月,孟祥奇任中国老年医学会骨与关节分会副主任委员。

2019 年　7月,李宇卫任中国中医药研究促进会运动医学分会常务副会长,马奇翰任常务委员,沈晓峰任副秘书长。8月,姜宏任苏州市中西医结合学会副会长。9月,姜宏、李宇卫当选中华中医药学会骨伤科分会常务委员。10月,姜宏担任中国中西医结合学会脊柱医学专业委员会常务委员;姜宏获中央文明办、国家卫健委颁发的"中国好医生"称号;刘锦涛成为江苏省第五期"333高层次人才培养工程"第三层次培养对象。12月,马奇翰任苏州市中医学会副会长;马奇翰任苏州市中西医结合学会康复医学专业委员会主任委员。

2020 年　4月,孟祥奇获江苏省五一劳动奖章。6月,姜宏被评为江苏省名中医;李宇卫团队获苏州市科技魅力团队。8月,沈晓峰、俞鹏飞获姑苏卫生青年拔尖人才,徐波获C类特聘人才。

第七节　人才培养大事记

1977—1978 年　龚正丰、邬振和去苏州大学附属第一医院进修。

1982 年　第一批高等中医院校科班毕业生惠礽华、姜宏首先入科。

1982 年　陈益群、龚正丰承担江苏省卫生厅委托苏州卫生学校举办的江苏省中医伤科培训班的临床教学任务,学期1年,学员来自全省各地。

1982 年　9月,邬振和去上海中医学院全国骨伤科师资进修学习班学习。

1983 年　龚正丰去上海瑞金医院骨科进修。

1984 年　封文娟去洛阳正骨医院进修。

1985 年　7月,姜宏成为科内第一个中医硕士研究生。

1987 年　贺九龙去苏州大学附属第一医院骨科进修。

1990—1995 年　5 年间科内多名中青年医师惠朿华、陈咏真、朱利民、史海新、尤仲连、李宇卫、徐甄理、徐坤林、赵玉群、胡水金等去苏州大学附属第一医院骨科和南京市第一医院骨科进修,为科室中西医比翼双飞打下了临床发展的基础。

1992 年　7 月,姜宏成为科内第一个中医博士研究生,同时也是全国第一批中医骨伤科博士研究生(共 3 人)。

1995 年　顾大钧成为江苏省名中医。

2002 年　龚正丰任第三批全国老中医药专家学术经验继承工作指导老师,徐坤林、俞峰为师承学员。

2002 年　龚正丰成为江苏省名中医。

2004 年　龚正丰、姜宏成为上海中医药大学硕士生导师。

2005 年　惠朿华成为上海中医药大学硕士研究生导师。

2006 年　姜宏定出规则,规定每一名青年医生都应去手外科进修 1 年,以打造骨科手术精细操作基本功。

2008 年　4 月,姜宏、李宇卫被聘为南京中医药大学硕士研究生导师。7 月,龚正丰、姜宏指导的第一批科内培养的硕士生石浩、阚振华毕业。

2009 年　龚正丰任第四批全国老中医药专家学术经验继承工作指导老师及南京中医药大学博士生导师,李红卫、张志刚为师承学员。

2012 年　龚正丰任第五批全国老中医药专家学术经验继承工作指导老师,夏凯文、陆桢为师承学员。

2013 年　孟祥奇成为南京中医药大学硕士研究生导师。

2014 年　7 月,姜宏成为南京中医药大学专业型博士研究生导师。11 月,姜宏获评二级主任医师岗位。

2015 年　7 月,李宇卫成为南京中医药大学专业型博士生导师。

2016 年　12 月,吴门医派中医专家学术经验继承工作正式启动,科室龚正丰、贺九龙、惠朿华、姜宏、尤仲连、李宇卫、陈咏真七位专家成为院内师承导师。

2017 年　龚正丰任第五批全国老中医药专家学术经验继承工作指导老师,沈晓峰、尤君怡为师承学员。

2018 年　刘锦涛成为南京中医药大学硕士研究生导师。本科室首届博士生导师姜宏指导的第一批科内培养的博士生陈华、俞鹏飞毕业。

2019 年　1 月,俞鹏飞、俞振翰两位医生参加拜师仪式,成为国医大师韦贵康亲传弟子。6 月,李红卫、张志刚、沈晓峰、俞峰等成为安徽中医药大学硕士研究生导师。10 月,姜宏当选第三批江苏省老中医药专家学术经验继承工作指导老师。11 月,李宇卫获评二级主任医师岗位。

2020 年　4 月,第三批江苏省老中医药学术经验继承工作指导老师姜宏学术经验继承工作拜师仪式举行(继承人刘锦涛、陈金飞)。

2020 年　6 月,姜宏成为江苏省名中医。

（姜宏、马奇翰、刘锦涛、陈华、戴宇祥）

第六章
苏州市中医医院骨伤科
代表性医家轶事琐忆

儒雅的光辉
——陈益群轶事

有着全国老中医药专家学术经验继承工作指导老师和江苏省名中西医结合专家等学术光环的陈益群,他的弟子学生自然有很多。对我来说,能成为他的弟子,在他手下工作多年,耳濡目染,紧随其后,真是获益很多。

1982 年,我被分配到苏州市中医医院骨伤科工作。记得第一次到科室向时任骨伤科主任的陈老报到时,是在景德路老医院老病房三楼,楼梯口拐角处那间朝东的办公室。走入办公室,他背影对着门,正坐在办公桌前签看一叠出院病史。见我来报到,陈老连忙起身相迎,寒暄后示意我在一旁的椅子上坐下。陈老对我说,你是我们科内第一批科班生(还有惠礽华),是我们团队中的新鲜血液,希望你努力学习,不怕吃苦,尽快适应伤科的临床工作。

其时,陈老第一面给我的印象是温文尔雅。我踏上新的工作岗位那一刻紧张忐忑的心情也因此顿消,直感在他手下"吃饭",一定会工作愉快,学到本事。我扫描了这间 15 平方米大小的主任办公室,除办公桌上那盆阳光照耀下的水仙格外引人注目之外,有一张诊察床,一张书橱,一张堆满夹板骨科器材的木橱,还有一个很大的带轮子可移动的工具箱车。翻开这个工具箱车的盖板,陈老如数家珍地为我介绍说,这里面有榔头、锯子、大力剪、台虎钳、铁皮、铅皮和铝皮,这俨然如一个工匠间。当然,陈老的儒雅与他办公室的那些摆设似乎又有些反差,这一反差让我至今记忆犹新。因为从此,我也在临床工作中与这些榔头凿子结下了不解之缘。

参加工作不久,我便发现陈老有两大特点,那就是工作繁忙,再加上事必躬亲,做细事实事。那些年,他除查房、会诊、门诊、手术、教学外,回到办公室,只要一有空,就是亲自动手为一些骨折患者进行个体化治疗,即先"量体裁衣",画好图纸,做好设计,再敲敲打打,修修剪剪,做一副精致的铝皮夹板或带铰链超关节夹板,旨在动静结合促进患者伤肢功能的早日恢复。那时候,叮叮咚咚的声音似乎成了他办公室最优美的催人激情的打击乐。这打击乐也如一声号角,只要听到它,我总会暂时放下手中的工作,前去帮忙。不知不觉,我也学会了四肢各式夹板的设计、制作与临床运用。那阵子,陈老还不时亲自带教我整复骨折、伤口换药,乃至手术切开内固定,并嘱我要读好熟记天津医院编著的《创伤》,上海第一医学院郑思竞主编的《人体解剖学》。

那时,陈老住吉庆街,我住东大街,养育巷则是我们上下班骑自行车的共同必经之路,我们常会不约而同"行"。这一刻也成了我向陈老讨教问题的最好机会。有一次,我们下班一同骑车回家,我又讨教了如何运用夹板,维持Colles骨折整复位后不再移位的方法。他说关键在于保持与维持桡骨远端的两个角度——掌倾角和尺倾角,但普通夹板的短柄就在于不如石膏,因为它不能塑形,而铅皮夹板完全可以达到这一效果。

陈老虚心好学,勤于思考,有时更是不耻下问。他对工作的认真态度和对患者的责任心,给我留下了很深印象。如有一次,我们遇到 1 例胫骨上端粉碎骨折,胫前动脉累及损伤,术中出血很多。术毕他不放心,担心术后大出血,于是晚上就亲自陪我一起值班。那晚,他躺在办公室的钢丝折叠床,我睡在隔壁的值班室。晚上 10 点夜查房后,他除了嘱咐我让化验室备好两袋血,床边备置止血带以防万一外,还再三叮嘱我注意定时观察患者全身和局部情况,如有异常随时叫醒他。此情此景,犹如昨天。

迄今为止,如何充分显露,仍是骨科手术操作重要的步骤。在我当住院医师时,尽管病区手术很少,但一有上台机会,陈老总是指教我如何尽快显露,如对致密组织要尽量锐性分离,对疏松组织则应钝性分离。当然,有些时候两者可以交替进行,灵活运用。直到多年后,我去解放军总医院骨科短期进修,了解到该科仍然以他们的老主任——中国著名骨科专家陈景云教授的朴实名言作为手术操作座右铭,即"骨科手术,见到骨头就到家了,难在术野显露"。至此又激活了我当年在陈老手下初学骨伤的那一段记忆。的确如此,骨科手术成功的一半,就在于恰如其分、恰到好处的良好组织显露。弹指挥间,白驹过隙。如今我也成为高年资医生和上级医生,30多年的临床工作,成绩与收获,经验与教训,让我对此有更多的感悟与感想。

记得刚踏上工作岗位头几年,陈老除了在临床上帮助我成长之外,也常让我做一点科内的文字工作,如帮他誊写或整理工作计划、科室小结、发言提纲、教学讲义、经验汇总及会议记录等,这些工作有时量大白天来不及完成,于是我就晚上加班加点,但翌日早晨一定是如数交到陈老手上,从不拖延。誊誊写写,记记画画,修修改改,这些看来不太重要的文字工作及从中形成的思路,也为我多年后从事科主任工作打下了一定的基础。

1985年,我考上海中医学院研究生被录取。入学不久,我就写信向他汇报近期学习情况。他随即回信于我,除了勉励我要认真读书、刻苦钻研、倍加珍惜机会来之不易之外,他在信中还袒露心扉:"我早年也一直想读研究生深造自己,可现实条件却死死地堵住了我这一条路……"死死地堵住,那字里行间,让我记忆特别深刻。理想与热血这一主观能动被客观现实所否定,所阻断,这正是那年代那社会的大写真。要知道,在阶级斗争的岁月,在"文革"的年代,在"学制要缩短、教育要革命"的号召下,医学院校办学规模一缩再缩,哪有研究生专业,陈老似乎错过了梦寐以求的深造良机。但多年后从他内心深处还隐隐流露出,青年时壮阔的理想仍旧未泯,忙碌中雄伟的励志依然激荡。陈老的殷切期望,更激励着我要努力学习,砥砺前行。有一年,全国中医骨伤科年会在无锡友谊宾馆举行。陈老带上我参加了会议,并力荐我大会发言。我是第一次参加全国会议,又要大会发言,心里自然很紧张。但开弓没有回头箭。于是,当晚陈老帮我理头绪,列提纲,讲要点。我经过充分准备,将"手法治疗腰痛的镇痛机制研究"这一主题在大会交流,观点新颖,内容实在,受到与会代表的一致好评。

我以为,陈老对我们骨伤科作了许多开创性的工作,至今在学术界仍有很深的影响力。首先,早在20世纪80年代,他力主"有限手术"的理念,中医结合,这既可视为AO(坚强固定)向BO(生物学固定)乃至CO(微创固定)转变的前奏,也可与现在方兴未艾的某些骨科微创手术异曲同工。陈老的这一论断,今天看来也许不觉得有何高妙之处,但若置于当时的历史条件之下,就显示出令人瞩目的光辉和超前。其次,股骨颈骨折是临床难题,不愈合率和股骨头坏死率高,由此导致致残率更高。但陈老敢啃难题,知难而上,与龚正丰主任一起研制了外展牵引固定器治疗股骨颈骨折,其集牵引、固定与功能锻炼为一体,提高了骨折愈合率,降低了股骨头坏死率,获得了 1986 年度江苏省科技成果奖二等奖。对此,中国中医研究院(今中国中医科学院)骨伤科研究所所长尚天裕教授给予了高度评价,并将召开第二届全国中西医骨伤科学术交流大会的任务交给了陈老。陈老不负众望,在各方的大力支持下,第一次在我们苏州出色地举办了全国中西医结合骨伤学术大会,从而扩大了科室在全国的影响力。再次,陈老呕心沥血,自编讲义,精心组织,带领全科举办卫生部部办全国骨伤科临床提高班,每年 1 期,每期学员 15～20 人,共持续了 15 年,学员遍布全国各地,影响深远。陈老更是桃李满天下。

还有不胜枚举的是,他的临床经验如"麻醉下牵引推拿治疗腰椎间盘突出症""非手术治疗股骨颈骨折""中西医结合治疗慢性骨髓炎",早在 20 世纪 90 年代初就被收入由上海中医药大学施杞教授主编,并由中国中医药出版社出版的《中国中医骨伤科百家方技精华》一书,受到国内同行的关注。1984 年,陈老还曾与蔡景高、汪达成等我院元老一起代表苏州市中医医院东渡日本,在与苏州结为友好城市的金泽市讲学交流,他的中西医结合治疗骨折的专题演讲,在日本也是反响很大,好评如潮。

陈老看似温文尔雅,慢条斯理,但思路敏捷,心灵手巧,富于创新。特别是手术中的游刃有余,动作麻利,竟和平时判若两人。喜欢动手又善于琢磨思考的陈老既发明了骨折合剂(丹皮、青木香、蚤休等),又研制了一些经皮微创的手术方法如髌骨钩、跟骨撬拨复位夹(棍),还设计推出了外固定器械如膝关节铰链夹板、脊柱背伸铝夹板、弹力夹板、桥形夹板等。其中,骨折合剂、跟骨复位夹如今仍在临床广泛使用,而且经皮撬拨复位手法治疗跟骨骨折,经过"长江后浪推前浪"似的不断优化改良,梳理总结,现已受到国家中医药管理局的高度重视,科室亦作为全国重点专科跟骨骨折协作组组长单位,受任牵头了全国 10 家医院对此深入进行临床研究。回顾科室在走向卫生部国家重点临床专科的征程中,其实每一步都有陈老等前辈的心血,都有全科发展历史的沉淀积累,都有我们每一颗"螺丝钉"各自的作用。

陈老,20 世纪 40 年代师从陈明善,20 世纪 50 年代学习现代医学,毕业于无锡市医师进修学校,20 世纪 60 年代初又毕业于南京中医学院第一期西学中研究班。他先后在无锡市第一人民医院(今无锡市人民医院)、江苏省中医研究所工作,1972 年调入苏州市中医医院骨伤科,1974 年任科主任。在江苏省中医和中西医骨伤科学术界,陈老与江苏省中医院诸方受教授、南京中大医院张朝纯教授并称为江苏省骨伤的三驾马车而誉满全国。其中,陈老造诣于中西医结合,诸方受专注于妙方灵药,张朝纯擅长于手法治疗,他们各领风骚,相互取长,彼此关系甚好。诸方受、张朝纯教授对陈老也非常敬重。近些年我作为科主任去南京开会时,他们遇到我,总要托我带信问候陈老。我感到老一辈学者的君子之交,其真情如水一样清丽无饰;其为人处事,学术风范,更值得后辈学习。

陈老极富修养,我从未见过他疾言厉色,更未见过他怒发冲冠。在我眼里,他似乎还有些不善言辞,但他说话很中听,也有很有分量,常能说到问题的实处;对学术观点,他也独树中西医结合一帜,敢于实事求是,敢讲真话而不是人云亦云,这让人钦佩不已。诚如苏轼有诗曰:"人言非妙处,妙处在于是。"我发现,注重实效的陈老,对平民百姓一些反复发作的劳损性的疾病,如腱鞘炎等,他常用短、平、快的封闭治疗,使药直达病所,既快捷,又省钱,免其多次往返来回折腾。陈老就有这样的求是品德和学者风范。

桑榆晚,云霞更灿烂。陈老退休后,坚持每周两次专家门诊。并将更多的时间投入到丰富的业余生活中去。他喜爱运动,因而步态轻盈,精神饱满;他喜欢摄影,因而笑口常开,自得其乐;他关注学术,因而与时俱进,永不褪色。特别是遇见我还不时勉励我要中西医结合,不要完全西化,那敏捷务实的思维令人倍受鼓舞。直至这次生病前,他还为锻炼身体而爬灵岩山,并坐公交来回。记得去年5月,我登门拜访,与他闲聊,完毕陈老兴高采烈地将他的摄影作品借给我,还叮嘱我U盘不能搞丢呀,犹如当年我做伤科住院医生时,他对我的那副顶真劲儿。

2011年9月,我科成为国家重点临床专科后,在国庆六十二周年前夕那日,医院党政领导召集全体骨伤科医生,在吴英厅召开国家重点临床专科工作会议。会上,老中青少,四世同堂。陈老也兴高采烈地参加了会议,他在发言中回顾历程,展望未来,建言献策。我们骨伤科还照了一张"全家福",我又和陈老单独合了影。晚上葛惠男院长又借友联假日酒店,设宴勉励。席间,我们大家和陈老、龚老以及邬老等老前辈一起,觥杯交错,美酒夜光,共祝骨伤科更上层楼,再创辉煌……他那音容笑貌,他那儒雅气度,真是此情可待成追忆。

作为弟子,我以为陈老在学术上的天资与聪颖,是我们望尘莫及的,而陈老的魅力与风度,我们也只能仰视。陈老的为人与为学高度一致,总是那么从容淡定,平和温厚。他看起来儒雅有余,但意志刚强,有超常的毅力。晚年他慢病袭身,还要照顾坐轮椅每周定期做血透的妻子。他的糖尿病一度引起足背慢性溃疡,伤口反复感染,经久不愈,甚为棘手,但他凭着坚强的信念,长年累月自己动手换药,病魔向他低头,奇迹终于出现。

及至这次患上免疫性肝病,陈老全身营养状况每况愈下,蛋白合成障碍,免疫力低,体力明显不支,但他始终乐观豁达,从容应对,与病痛作顽强斗争。这一年来,他时常住院治疗。我也为之经常探访,并与市内熟悉的有关专家甘建和、朱传武教授商讨诊疗方案。特别是去年盛夏 40℃ 高温持续 40 多日,他却以顽强的生命力安然度过,实属不易。我始终坚信他能再一次战胜病痛,再度夕阳红,并期待来年全科为他做 90 大寿暨陈老学术思想研讨会……

其实,陈老读起来也很平和,而非叱咤风云,但他很了不起。了不起就在于他守望精神,忠于学术,勤于思考;在于他勇于实践,实干巧干,毕生奋进。陈老留给后人的镜子,如日月之悬,光景常新。

一生儒雅的陈老走了,永远离开我们已有半个年头了。

细雨纷飞来临之时,追忆恩师之情油然而生。是为缅怀(原载《漫步时空》,姜宏著,2015 年苏州大学出版社)。

浩然正气,成就丰硕
——记全国名中医学术继承人导师龚正丰

作为苏州市中医医院骨伤科主任医师、南京中医药大学教授、上海中医药大学硕士生导师的龚正丰先生,他的专家门诊的"盛况",用门庭若市来形容,是再恰当不过了。

龚正丰先生头上顶着许多光环,其中既有省名中医和劳模的荣誉,又有先进和立功的授奖,还有省市各级学会的头衔。但如提起他的中医行医生涯,龚正丰先生总是幽默地说:"我从事中医药事业,是一个历史的误会。"的确,当年他高中毕业后,先考入师范院校的数学系,后由于学校赶上院系调整这一历史原因,他又转入苏州市中医专科学校改学中医,从此他便与中医结下了不解之缘。

龚正丰先生毕业后先是从事中医内科临床专业,其间还师承吴门医派的名医马友常老先生随诊多年,并打下扎实的中医内科临床基础。20 世纪 60 年代中期,他因工作需要转向中医骨伤科临床,师从葛氏伤科的传人周玲英、顾大钩等名师。这一干就是 40 多年。

一、专心临床,致力科研

作为医生,谁都难免要经历一个"学书者纸费,学医者人费"的经验积累过程。龚正丰先生始终认为"成于专而毁于杂"。自从他事中医骨伤科临床后,他就一心扑在临床上。当年在病房中,由于人手少,他是每隔一日就是一个 24 小时的值班日。正是靠着在手术室、石膏室、急诊室中的"跌打滚爬",加上被他翻熟了的由天津医院编著的那几本厚厚教材《创伤》《骨病》等,他练就了一手过硬的正骨技术,可谓"该出手时就出手"。

龚正丰先生不仅具备"医家有割股之心",而且他对中医骨伤科事业更有一颗热诚之心。步入中年后,他事业如日中天,更加注重于不断总结和不断提高。他研制设计外展活络牵引固定器配合中医中药三期辨证施治治疗股骨颈骨折,从非手术疗法角度,提高了股骨颈骨折的骨性愈合率,降低股骨头的无菌性坏死率,率先填补了国内这一领域的空白,获得了 1986 年的江苏省科学技术进步奖。根据生物力学、解剖学和生理学理论,在国内传统三步八法治疗的基础上,他总结并提出脊柱三维推拿手法治疗腰椎间盘突出症,提高了非手术疗法的临床疗效,获得 1993 年度江苏省中医药科技进步二等奖,并于 1994 年被江苏省中医药管理局确定为全省推广应用项目。

龚正丰先生是一位对骨折正骨手法有着极深造诣的专家。他认为,作为一个骨伤科医生,既要善于逻辑思维,也要善于形象思维。诸如在骨折的手法研究中,他根据解剖学和生理学,研究了骨折回纳通道的问题,并提出运用正骨八法,通过逆损伤机制,来打开回纳通道,顺利复位。这一步非常重要,可谓成败在此一举,其可提高手法复位骨折特别是关节内骨折的整复成功率。他还循循善诱,传授经验,强调在整复骨折手法前,要把影像学 X 线平片中的二维图像,转化为三维空间立体图形,刻画在医生的头脑中,做到心中有数,来指导正骨手法的"时空"走向(手法复位时间和手法步骤途径),使之"手随心转,法从手出",一气呵成来提高复位的成功率和优良率。如对肱骨外髁翻转移位骨折,在手法复位时,要首先加大原有损伤畸形,使之造成肘关节外侧半脱位加大其外侧开口,以打开骨折的回纳通道。随后仔细摸辨明骨折块移位方向,将其推向关节后方,做到"欲合先离,离而复合"。最后"机触于外,巧生于内",迅速旋前前臂并屈曲肘关节,通过利用伸肌群作用力和手法作用力的合力,达到骨折复位的效果。肱骨外髁翻转移位骨折,常常需要手术治疗才能达到良好的对位,但在龚正丰先生手下,则常常又不需手术治疗就能达到很好的复位。

在小夹板治疗骨折方面,龚正丰先生善于研究总结,他在包扎中提出了"内要松,外要紧"的理论,除了注重包扎技术之外,在最大限度地追求弹性固定的有效之余,更强调包扎外观的美观性。经龚正丰先生包扎的小夹板外固定,更像一帧纯洁如玉的艺术品。

二、注重理论,善于实践

龚正丰先生在临床工作中用心思考,潜心钻研,继承创新。经典学说认为,腘绳肌是影响腰椎间盘突出症患者直腿抬高试验的椎管外因素,但他总认为这些观点还不尽完善。根据临床观察与深思熟虑,他大胆假设阔筋膜张肌也是影响直腿抬高试验又一椎管外的因素。为了证明其观点的准确,他通过几十例病例的临床观察和封闭反证的研究,证实了其推论的正确性,其论文发表在《中国中医骨伤科杂志》。

对腰椎间盘突出症,他认为疼痛的原因并非仅仅在于椎间盘突出物所造成的机械性受压,而是神经根受压后其周围的无菌性炎症。在研究中医药治疗腰椎间盘突出症的临床疗效机制中,他提出椎间盘可能发生形变或位移的观点,其对阐述发病机制进而对提高疗效具有重要的临床意义。

在腰椎间盘突出症的牵引推拿手法方面,他对传统麻醉下的推拿手法进行了改良,融入了当今"生物—社会—心理"这一治疗模式,研究出了镇痛牵引下脊柱三位(脊柱前屈位、侧屈位和后伸位)推拿手法。这些手法强调在镇痛牵引状态下进行,手法的节律与脉搏的节律一致,并要求主动手法与患者的被动运动要融为一体。正因为这些"以人为本"观念的融入,将机体的主观能动性积极地调动起来,从而进一步提高了原有的临床疗效。

龚正丰先生正因为有着一定的内科基础,故在临诊中还有着更为宽广的用药思路。他认为很多骨伤病症涉及内科杂症,如在腰椎间盘突出症的急性期,并非专一于活血化瘀,利水化湿,而是注重理气攻下这一法则。根据腰痛病症型的异同,他总结并自拟了枳壳甘草汤,加减应用于临床。此外,运用通络解毒汤治疗强直性脊柱炎,在临诊应用中也取得了独特的疗效。枳壳甘草汤、通络解毒汤已被收入《国家级名医秘方录》(吉林科学技术出版社)。

三、关爱人文,从心治伤

国学大师王国维说:"居今之世,讲今日之学,未有西学不兴而中学能兴者,亦未有中学不兴而西学能兴者。"在中西医结合医学的道路上,龚正丰先生始终融中汇西,博采众长,做到手法手术兼容,内服外用并举,气血痰湿共治,治伤调心同步。

对骨伤科医生来说,在诊治中大概有这样几种常见风格。有的医生只看片子,不看患者;有的医生先看片子,再看患者;有的医生先看患者,再看片子。以人为本的理念,从中便可一目了然。而龚正丰先生绝对是一位先看患者的医生,他强调,首先要看出疾病的轻重缓急,但更要重视患者的心理状态和社会背景。多年来,调心治神、从心治伤已成为其临诊的一大特色。在诊治过程中,其始终遵循"但求人安康,宁可药生尘"这一为人民服务的宗旨,俨然有大师岳美中所倡导的那种要时刻遵循"治心何日能忘我,操作随时可误人"的名师风度。

龚正丰先生常以"立业先立德,做事先做人"自勉,并以此在他的事业中纵横驰骋。作为学科带头人,针对科室一部分青年医生在临诊工作中出现的一系列问题,他从人文角度和"另类"角度着手,亲自在科内讲授《怎样看病》,强调看病就是看良心,行医就是行良心,其深入浅出,事例生动。这一讲不讲医技,只讲医道,其用意很显然,"功夫在诗外",因而起到了非常好的视听效果。

如果说到林语堂先生有句名言是:"两脚踏东西文化,一心作宇宙文章。"那么作为龚正丰先生行医治学的最好写照是:"两脚踏中西医学,一心作骨伤诊治。"当然,在龚正丰先生的眼里,成功并不是命运恩赐的良机,而是历尽风霜雪雨;成功并不是血液中的优良基因,而是临苦的艰辛砥砺。正像龚正丰先生所注重的那样,这中间除了智商因素之外,更多的则是情商在起着作用。他平时常说:"篱笆扎得紧,野狗钻不进。"也就是说,作为一个团队中的领导者,在工作中既要团结和自己意见相同的人,也要团结和自己意见不同的人,更要团结与自己意见呈对立面的人。此外,既要尊重多数人意见,又要保护少数人的意见,在求同存异的基础上,形成团结、紧张、严肃、活泼的团队精神。

龚正丰先生平时在工作中,就是这样言传身教,身先士卒。他和他的工作团队,常常是言者有心,听者有意,并做到两者相互激励来推动工作不断向前发展。而正是在这样一种工作氛围中,苏州市中医医院骨伤科已经成为国家重点中医临床专科,目前正按国家"十一五"规划的要求,深入进行专科的一系列强化建设,展现着吴医骨伤的特色与风采(原载 2009 年 4 月 2 日《中国中医药报》,姜宏)。

斯人已去,风范犹存
——记邬振和老师

那天早晨,邬振和老师逝世的噩耗传来,我简直不敢相信这是真的,在沉痛哀悼的同时,深感震惊,不意他走得太匆匆了!

时钟倒转 30 年。进苏州市中医医院骨伤科那年,我才 24 岁,邬老师 40 岁还未挨边。其时,他正值青壮,风华正茂,作为科室的中坚骨干,在治伤方面已是名气不小,尤其他的手法,常让患者手到病除,疼痛尽消,破涕为笑。

在那些日子里,我们每日跟着他查房、门诊、手法、包扎、手术。我们那时正处于"青椒"时期而求知心切,觉得可以从他身上学到许多东西。其时我们科室手术量很少,因此我也搞不清股骨颈的前倾角的解剖及其临床意义,带着这一问题我去请教邬老师,他马上从示教室拿来一段解剖标本,详细解答并让我仔细识别,并传授对骨折患者应如何处理才能让其恢复正常的技巧,此情此景,记忆犹新。

每日查房过程中,他要求我们不仅要认真询问病史,仔细检查,还要认真写详病历,动态记录。除之此外,还叮嘱我要做好临诊笔记,这也是医生的基本功和基本素养。他那时常勉励我的一句话是:"好记性不如烂笔头。"这句看似简单但很有哲理的话,一直影响着我的工作和读书习惯,直至今日也依旧如此。

那些年,我时常看到,对面儿童医院放射科的老杨主任,拿着片子,领着患儿及其家长,来找邬老师解决困惑的疑难杂症。这些骨折脱位病例常常很棘手,儿童医院小儿骨科的医生也是奈之无何,一筹莫展。有一次,一名桡骨小头骨折的患儿,骨骺严重移位,儿童医院医生担心开刀将损伤骨骺发育,日后造成严重畸形等后遗症,而不开刀又难以解剖复位,真是两难。于是,老杨主任又拿着片子,找到了邬老师。他仔细看了片子,认真检查了伤肘,马上给予手法复位。又是神奇的一幕,复查 X 线片显示,完全解剖对位。

邬老师精于复位,细于包扎,稳于用药。他的手法继承楚氏、葛氏手法之精华,轻灵奏效,不用暴力。特别是对肱骨髁上骨折、肱骨外科颈骨折,更有独到之处。肱骨外科颈骨折移位严重若伴有向前成角者,需要加行"过顶法",即前屈上举手法才能纠正移位。他的经验是,"过顶法"上行时,一定要用牵引力使远端凑近端,但下行时切忌牵引,反而要将远端顶住近端,以使肱骨头跟转达到满意的复位效果,否则,前功尽弃。这些独特的手法,简单实用,疗效显著。

有一年,我在外院进修骨科期间,当时床位上也碰到一例肱骨外科颈骨折需要手术的病例,带教医生准备手术切开内固定,我说可以试试我们的中医手法,结果达到解剖复位,患者免除了一刀。后来,该科的大主任得知后,认为我是碰运气而已。无独有偶,凑巧第三日也来了同样的患者,于是那位大主任,再让我手法复位,结果我"梅开二度"又使其达到近解剖对位,这一事实也让这位大主任从先前对中医手法的怀疑,旋即转向了赞赏和肯定。

2003 年 4 月,我接任骨伤科科主任才没几日,病区一位床位医生不慎锁骨骨折而不得不病假一段时间,其时,需要安排一人临时顶替其职位。照例说,其时作为科室副主任的邬老师,这事完全可一锤定音。但他却并非这样做,而是主动找我一起商量如何安排更合理。这一细节,可以反映出邬老师作为长者和老师,对刚上任的科主任的大力支持。

有时我在临床或工作中,碰到难题,处理后又不尽如人意时,常常陷入内疚,进退维谷。邬老师发现后,总是耐心开导我"不要太自责,只要尽力就无悔了,世上哪有十全十美的事啊"。他的这些话,每每使我宽心不少。

邬老师凭着他那灵巧的双手,已使成千上万个患者的伤肢损而得复。他在退休后,也仍热爱和关注骨伤科的学科建设与发展。作为科室的顾问,还定期来病区参加大查房,讨论疑难病例。我们一起讨论聊天,切磋岐黄,那师生之情,还恍如昨日。

2011 年我科成为国家重点临床专科后,在国庆六十二周年前夕那日,医院党政领导召集全体骨伤科同仁,在吴英厅召开国家重点临床专科工作会议。会上,老中青少,四世同堂。邬老师也兴高采烈地参加了会议,他在发言中回顾历程,展望未来,建言献策。我们骨伤科还照了一张"全家福"。晚上葛惠男院长又设宴勉励。席间,我们大家和邬老师等老前辈一起,觥杯交错,美酒夜光,共祝骨伤科更上层楼,再创辉煌……一晃又是半年多过去了,此情可待成追忆。

如今，作为人生中年的我，可以说是"耳畔频闻故人死，眼前但见少年多"。近期日子，我真有点茫然不知所措也。这是因为……

邬老师静静地走了，默默地去了，留给我们是无尽的思念。

但斯人已去，音容尚在，风范犹存（原载《杂话生书》，姜宏著，2013 年复旦大学出版社）。

附　篇

附一　苏州市中医医院骨伤科
代表传人姜宏诗词选粹

　　建科 64 个春秋的苏州市中医医院骨伤科,不仅是吴门医派骨伤流派的主阵地、主力军,其传承吴门精华,弘扬专长特色,中西结合汇通,而且也不断进行对外交流,海纳百川,吸收国内中西骨科流派的诸多经验,这些从姜宏的部分诗词中,可窥见一斑。

　　1. 吴门骨伤二首

吴门整骨

吴医整骨数千年,

誉满医林举世传。

薛己[1]明朝出《类要》,

云彬[2]近代著鸿篇。

中西并用多奇效,

动静协同[3]胜药仙。

大爱精诚培后劲[4],

群贤少长[5]创新天。

【注】

　　[1] 薛己:乃明代名医大家和骨伤大家,苏州吴县(今属苏州)人,著有《正体类要》《外科精要》等,为中医骨伤科名著,创立了中医骨伤科的内治法,对当今临床仍有很好的指导意义。

[2] 云彬：即葛云彬,苏州中医界骨伤科名医,1955 年奉卫生部调令进入北京中国中医研究院工作。

[3] 动静协同：即中医骨伤科的动静结合治疗原则。

[4] 后劲：后学也。

[5] 群贤少长：王羲之《兰亭集序》："群贤毕至,少长咸集。"

吴门手法第一流

吴门手法治伤优,

巧治周详有探究。

本草书丛香《肘后》[1],

岐黄宝库惠神州。

中西并重常灵效,

内外兼医数一流。

用药绝招传古训,

专科远志[2]在千秋。

【注】

[1]《肘后》：葛洪的《肘后备急方》。

[2] 远志：中药名。

2. 姜宏贺 2019 年度江苏省中医骨伤科年会暨国家级继续教育学习班

吴 门 汇 讲

伤科盛会显辉煌,

手法交流济一堂。

喜看名师传妙谛,

欣听后起谱宏章。

姑苏大地冬云暖,

杏树桃李分外香。

欲向传承寻进展,

吴门汇讲尽群芳。

3. 姜宏在京西宾馆受表彰　长风万里送秋雁,对此可以酣高楼。2017 年 8 月 18 日下午 2 时,艳阳高照,参加全国卫生计生系统表彰大会的 400 多名劳模代表,脸上洋溢着喜悦和激动,齐聚京西宾馆会议楼一层礼堂前大厅,分层排成壮观的大合影队形,等待中共中央政治局委员、国务院副总理刘延东的接见及其大合影。

当刘延东副总理等领导同志步入大厅时,全场响起了热烈的掌声。刘延东副总理向全体与会代表挥手致意,绕场一周,同前排的代表一一握手,问候致意。其时,我作为全国卫生系统的劳模代表,拿起手机目不转睛,跟着刘延东副总理的身影移动起来,摄下了一张张激动人心的精彩瞬间。

紧随其后,进行了隆重的全国卫生劳模表彰大会,由国家卫计委李斌主任主持。首先,刘延东副总理宣读了习近平总书记的重要指示和李克强总理的重要批示……

今草拟一首,以抒情怀。

浪淘沙·在京西宾馆

京宾[1]艳阳天,
个个开颜,
劳模代表更心欢,
领导走来相握手,
鼓励加鞭。
往事四旬年,
犹记心田,
三中全会共瞻前。
拨乱改革吹号角,
变了人间。

【注】
[1] 京宾:指京西宾馆。

4. 姜宏参加 2019 年第四季度"中国好医生、中国好护士"表彰大会有感

医者皆仁心[1]

中山一院披盛装,
全国好医迎表彰。
三十天使红满场,

八方宾客聚一堂。

荧屏形象各风光，

现场感言更响亮。

南丁格尔[2]白求恩，

精神大旗万年扬。

【注】

[1] 2019 年 12 月 27 日,中央文明办、国家卫健委在中山大学附属第一医院,举办全国道德模范与身边好人"中国好医生、中国好护士"现场交流活动,发布第四季度"中国好医生、中国好护士"月度人物。

我们走过红楼大门石阶、正门两侧时有孙中山的"救人救国救世,医人医身医心",红楼前方广场矗立着孙中山的大型雕像。

现场主持由广东电视台两位节目主持人担当,中山大学附属第一医院院长首先致欢迎辞。然后,每位人物在介绍他们临诊身影的故事短片的大型荧屏背景中,佩戴印有"中国好医生、中国好护士"的红袖带,一一闪亮登上红色的大舞台,向大家频频招手示意,一时间掌声经久不息,全场沸腾。30 名中国好医生、中国好护士并排站立,接受国家卫健委和广东省领导颁发奖杯和证书,并全体合影。作为这次受奖的中国好医生、中国好护士四位代表,在现场分别讲述了自己践行崇高医德、服务百姓健康的感人故事和生动感言,并与参会领导嘉宾、网友交流互动。最后,中国好医生、中国好护士全体高唱《我的祖国》。

据悉,中央文明办和国家卫健委,依托中国文明网联合开展的网上"我推荐我评议身边好人"之"中国好医生、中国好护士"活动,主要按照网友推荐、点赞评议、有关部门审核等程序,每月从全国推出 10 名入选人物。该活动自 2017 年 6 月启动起来,共已推出 312 名个人和 12 支团队,分别走进不同城市和医院举办 12 场交流活动,并通过网络平台大力宣传"中国好医生、中国好护士"的先进事迹,引导医务人员修医德、行仁术,倡导全社会尊医重卫,吸引了越来越多网友的关注好评,产生了广泛社会影响。

[2] 南丁格尔:英国著名的护理学家,她曾经参加第一次世界大战战地医疗援助工作,开创了护理这个医学专业。

5. 贺施杞教授获"上海市教书育人楷模" 施杞教授,全国老中医药专家学术经验继承工作指导老师,先后担任上海中医药大学校长、上海市卫生局副局长。现为上海中医药大学终身教授,上海中医药大学专家委员会主任委员。喜读导师施杞教授获"上海市教书育人楷模"荣誉称号的报道。当看到上海市高校系统仅有三人获此殊荣,更为老师而感到高兴,此乃当之无愧,名副其实。

犹记当年跟师,随其左右,促膝聆听。那阵子真是闻其言传,得其身教,从方技精华,到纵横古今,无所不至,此情此景,历历在目,犹如昨日一般,恍惚紊绕。古云：一日为师，终身为父。虽时过境迁，但这么多年来，学生总以老师为荣为楷模，铭记教诲，发奋工作，努力进取，做人、做事、做学问。尽管还有负老师期许，然仍在不断前行。

今有感而发，草拟一首，聊表心意。

纵横杏苑，甘为人梯

华佗再世惠民众，

百方理伤倡神农。

领衔颈脊国家奖，

创建名科硕果丰。

传授学识重德养，

培育新秀攀高峰。

造化精神期无境，

一心乐在奉献中。

6. 赞施杞教授

沁园春·我的恩师[1]

寿世施人，

杞誉医林，府第景优。

吴兴路[2]尊寓，卷柏[3]春候；

心系万物，更有千愁。

靶药神兵，翘足企首，

决胜成功方罢休。

君且看，病魔何处遁，

大医[4]先收[5]。

当年正体[6]解忧，

拜师石公[7]而壮志酬。

《仙授方》[8]应用，岐黄[9]书有；

伤科主任，百合妙手。

校长当先，培养团队，

再领攀登上重楼。

人师勇，

　老当犹益壮，

　还看全球。

【注】

　　[1] 作者当年,曾以《施人恩惠,杞香医林》为题,书写了施杞教授的育人理念和人文情怀,其文发表在 2013 年 5 月 15 日《中国中医药报》。作者是施杞教授亲自指导的全国第一批(共 3 人)中医骨伤科的博士研究生。

　　[2] 吴兴路:施杞教授现住上海市徐汇区吴兴路,近衡山路口。他曾先后担任过上海中医药大学附属龙华医院伤科主任、上海市卫生局副局长和上海中医药大学校长。

　　[3] 卷柏:中药名。

　　[4] 大医:唐代名医孙思邈在《备急千金要方》第一卷中著有《大医精诚》。所谓精诚,第一是精,要求医者要有精湛的医术;第二是诚,要求医者要有高尚的品德修养。乃是中医学典籍中,论述医德的一篇极重要文献,为习医者所必读。《大医精诚》,更被誉为是“东方的希波克拉底誓言”。

　　[5] 收:用作动词,捕也,亦有控制意思。

　　[6] 正体:中医骨伤科的古称,亦指接骨,明代苏州名医薛己著有《正体类要》。

　　[7] 石公:沪上著名伤科大家石筱山、石幼山之谓也。当年施杞教授曾先后拜他俩为师,学习接骨与方技。

　　[8] 《仙授方》:指唐代伤科名医蔺道人所著的《仙授理伤续断秘方》。

　　[9] 岐黄:中医药学。

　　7. 姜宏贺国医大师韦贵康传承弟子拜师仪式　　笔者参加广西中医药大学原校长、国医大师韦贵康教授学术思想传承研讨会暨国医大师馆揭牌与传承弟子拜师仪式,场面隆重,薪火相传,可贺可喜,今草拟两首,聊表敬意。

一

韦编三绝[1]大气宏,

贵兆正骨标杆耸。

康乐公应频结社[2],

桃李花开遍地红。

【注】

　　[1] 韦编三绝:孔子晚年很爱读《周易》,翻来覆去地读,使穿连《周易》竹简的皮条断

了好几次(《史记·孔子世家》)。后来用"韦编三绝"形容读书勤奋。韦编三绝的韦,指吕不韦,是他编撰了《吕氏春秋》。

[2] 康乐公应频结社:出自唐代李山甫《山中寄梁判官》原句:康乐公应频结社。

二

> 韦医方技神农功,
> 贵手折肱[1]济世雄。
> 康宁福寿传薪火,
> 育人精诚攀新峰。

【注】

[1] 折肱:良医也。

8. 赞戴尅戎院士

清平乐·赞戴尅戎[1]院士

> 居申[2]尊驾[3],
> 复兴中路下[4]。
> 又见春光飞华夏,
> 战疫红花[5]横跨[6]。
>
> 戴公喜看朝霞,
> 尅[7]难攻读谋划。
> 戎马医林德厚,
> 临床首席专家。

【注】

[1] 戴尅戎:福建厦门人,钟南山院士的表兄,中国工程院院士,法国国家医学科学院外籍通信院士,骨科临床医学家,骨科生物力学专家和医学教育家。早年在美国 Mayo 医学中心及研究生院任客座研究员。先后任上海市第九人民医院院长、骨科主任和中华医学会骨科学专业委员会副主任委员等。

[2] 申:上海简称,过去有《申报》。

[3] 尊驾:喻指位高名人。《晋书·王鉴传》:"愚谓尊驾宜亲幸江州。"首句文法倒装。

[4] 复兴中路下:现代人均以车代步,而且普遍都是这样问"到哪里下"? 这"下"字,已成为"目的地"或"到家"的代名词。戴院士府上位于上海市复兴中路,那里环境优美,闹中取静,靠近复兴公园。

[5]红花：一指全国援鄂医疗队4万多名队员中,有2/3以上为铿锵玫瑰;二指党旗、国旗始终在湖北战疫一线的上空,高高飘扬,迎风招展。

[6]横跨：指战疫红花横跨大江南北,长城内外。

[7]尅：克也,同克之意。

9.参加中国骨科大会有感

参加中国骨科大会有感

骨科年会众凝神,
国家礼堂人浪腾。
千里相逢鸟巢外,
万医齐聚朝夕争。
演说经验促发展,
研讨求真再上升。
座无虚席皆思索,
学术奥运在驰骋。

10.战疫——歌唱生活,歌唱生命

战疫——歌唱生活,歌唱生命

战疫的红花织成太阳,
白衣的夜光织成月亮,
谁绘就那红色的天,
映在我的心坎上,
谁绘就那蓝色的天,
作伴我的征途上。
《我的太阳》《月光奏鸣曲》,
在我耳边时常唱响,
李白的床前明月光,
在我脑海不断回荡,
让生活美好的梦想飞翔,
一点诗意也来歌唱,
让精诚行医的热血满腔,
一点爱心也来歌唱,
让一个个病中吟的生命,
充满着在田野上奔跑的希望,

充满着早上八九点钟的阳光。

激情的燃烧织成太阳，
呵护的无眠织成月亮，
谁托起生命的方舱，
映在我的心坎上。
谁托起人类的健康，
作伴我的征途上。
南丁格尔白求恩，
在我耳边时常唱响。
希波克拉底誓言，
在我脑海不断回荡。
让甘于奉献的大爱无疆，
每一点敬佑都来绽放。
让救死扶伤的倾吐衷肠，
每一点温暖都来绽放。
让一个个《病中吟》[1]的生命，
坚定地迈向幸福的起跑线上，
坚定地挥洒时代的火红篇章。

【注】

　　[1]《病中吟》：中国著名二胡演奏家刘天华，在20世纪30年代，创作并演奏二胡名曲《病中吟》。

　　11. 喜见伤科大团圆　2020年6月21日伤科百名医务工作者，齐聚我院二十一楼佩兰厅，拍摄全家福。大家兴高采烈，欢声笑语。试赋一首，以抒情怀。

喜见伤科大团圆

吴医正骨百年长，
数代同堂斗志昂。
妙手传承精内治，
中西奋进再辉煌。

（戴宇祥、姜宏）

附二 苏州市中医医院骨伤科
发表的论文及著作辑录

本附录收录了葛氏伤科代表性传人发表的骨伤科相关论文。

一、论文

(一)葛云彬

［1］葛云彬,周玲英,钱福元.肩关节脱臼的复位手法[J].江苏中医,1958(1)：37 - 38.

［2］葛云彬,周玲英,钱福元.脊椎骨折的治疗法[J].中医杂志,1959(5)：58 - 59,71.

(二)陈益群

［1］陈益群.中西医结合治疗慢性骨髓炎——附 40 例临床小结[J].江苏中医杂志,1987(3)：28 - 29.

［2］陈益群,徐甄理.谈创伤骨折的中医药内治法[J].江苏中医,1990(4)：22 - 23.

［3］惠初华,陈益群.铝合金过伸夹板治疗胸腰椎屈曲型骨折 30 例报告[J].中医正骨,1992(3)：27 - 28.

［4］孙宏文,贺九龙,李宇卫,等.颈椎病与血液流变性的相关性[J].中医正骨,1993(3)：7 - 8,48.

［5］姜宏,龚正丰,陈益群,等.腰椎间盘突出症患者直腿抬高运动学分析[J].中国中医骨伤科,1993(5)：8 - 11,65.

［6］龚正丰,姜宏,陈益群,等.镇痛牵引下脊柱推拿疗法对腰椎间盘突出影响的 B 超分析[J].中国骨伤,1994(4)：8 - 10,3.

［7］龚正丰,姜宏,陈益群,等.镇痛牵引下脊柱推拿手法对腰椎间盘突出症血液流变学的影响[J].中医正骨,1997(3)：15 - 16.

［8］李宇卫,姜宏,陈益群.颈椎病的血液流变学指标观察[J].江苏中医,2000(1)：12.

［9］李宇卫,陈益群.针法治疗颈椎病的体会[J].现代康复,2001(20)：130.

［10］姜宏,陈益群.手法治疗颈肩腰腿痛神经生理学基础研究(摘要)[C]//中国人才研究会骨伤人才分会.跨世纪骨伤杰出人才科技成果荟萃,2004：743.

［11］陈益群,龚正丰,戴兴元.中西医结合治疗股骨颈骨折(附远期疗效分析)[C]//中国人才研究会骨伤人才分会.跨世纪骨伤杰出人才科技成果荟萃,2004：616 - 618.

［12］龚正丰,陈一群,邬振和,等.手法复位夹板固定治疗踝部骨折 86 例临床总结[J].江苏中医,1990(12)：34 - 35.

［13］陈益群.祛瘀渗湿汤[J].江苏中医药,2012,44(9)：12.

（三）顾大钧

顾大钧,刘戎谊,尤仲连.小儿手足拳挛的诊治[J].中医杂志,1984(11)：15-16.

（四）邬振和

［1］邬振和.肩关节脱位合并肱骨颈骨折手法复位体会[J].江苏中医,1994(10)：32.

［2］史海新,邬振和,徐耀增.钢丝环扎加张力带固定治疗髌骨粉碎性骨折142例[J].江苏中医,1996(9)：23-24.

［3］邬振和.肘关节内(肱骨外上髁、肱骨内上髁、桡骨头颈部)骨折手法复位探讨[C]//中国人才研究会骨伤人才分会.跨世纪骨伤杰出人才科技成果荟萃,2004：661.

（五）龚正丰

［1］陈益群,龚正丰,戴兴元.外展活络牵引夹板治疗股骨颈骨折(附临床病例分析)[J].江苏中医杂志,1980(3)：36-37.

［2］龚正丰.马友常老师治疗声嘶症的经验[J].江苏中医,1981,2(5)：16.

［3］龚正丰.老中医马友常喉科经验简介[J].江苏中医,1983,4(6)：10.

［4］龚正丰.伤科下法浅谈[J].江苏中药,1986,7(2)：16.

［5］龚正丰.肱骨外髁旋转骨折71例临床总结[J].上海中医杂志,1987(2)：34.

［6］龚正丰.外翻直固定治疗肱骨髁上骨折18例[J].江苏中药,1987(4)：22.

［7］龚正丰.踝关节劳格　汉森分型和治疗原则[J].中医函授,1987(4)：25.

［8］龚正丰,陈益群,邬振和,等.手法复位夹板固定治疗踝部骨折86例临床总结[J].江苏中医,1990,11(12)：34.

［9］龚正丰,姜宏.阔筋膜张肌挛缩对直腿抬高试验的影响[J].中医正骨,1991(3)：18.

［10］姜宏,龚正丰,陈益群,等.腰椎间盘突出症患者直腿抬高运动学分析[J].中国中医骨科,1993(5)：8-11.

［11］姜宏,王介麟,龚正丰,等.牵引推拿治疗腰椎间盘突出症的生物力学性分析[J].按摩与导引,1994(1)：6-8.

［12］龚正丰,姜宏,陈益群,等.腰椎间盘突出症患者步态观察与分析[J].颈腰痛杂志,1994,15(2)：30.

［13］龚正丰,姜宏,陈益群,等.镇痛牵引下脊柱推拿手法腰椎间盘突出症的B超分析[J].中国骨伤,1994,7(4)：8.

［14］陈济安,沈贞珍,龚正丰,等.镇痛剂在牵引推拿治疗腰椎间盘突出症中的应用[J].中医正骨,1995(5)：21.

［15］龚正丰,李宇卫,姜宏.麻醉下推拿治疗腰椎间盘突出症的进展[J].中国民间疗法,1995(2)：42.

［16］龚正丰.外展牵引固定器治疗股骨颈骨折股骨头坏死[J].中国骨伤,1995(增刊).

［17］龚正丰,姜宏.镇痛剂在牵引推拿治疗腰椎间盘突出症中的应用[J].中医正骨,1997,18(5)：32.

[18] 龚正丰,姜宏,陈益群,等.镇痛牵引下脊柱推拿手法对腰椎间盘突出症的临床及 B 超观察[J].江苏中医,1997,18(5):32.

[19] 龚正丰,姜宏,陈益群,等.镇痛牵引下脊柱推拿手法对腰椎间盘突出症血液流变学的影响[J].中医正骨,1997,9(3):15.

[20] 陈益群,龚正丰,戴兴元.中西结合治疗股骨颈骨折(附远期疗效分析)[C]//中国人才研究会骨伤人才分会.跨世纪骨伤杰出人才科技成果荟萃,2004.

[21] 俞峰,龚正丰,姜宏.跟骨骨折 134 例治疗体会[J].中医正骨,2005(12):41-42.

[22] 俞峰,龚正丰,姜宏.34 例小儿肱骨髁上骨折治疗体会[J].甘肃中医,2006(1):21-22.

[23] 徐坤林,姜宏.枳壳甘草汤治疗急性腰椎间盘突出症 64 例[J].中医正骨,2010,222(9):67.

[24] 李红卫,沈晓峰.龚氏四步复位法治疗踝关节旋后外旋型Ⅳ度骨折 60 例[J].江苏中医药,2011,43(5):50-51.

[25] 张志刚,李红卫,徐坤林,等.通络解毒汤治疗强直性脊柱炎 32 例[J].湖南中医,2011(2):50-51.

[26] 李红卫,张志刚,徐坤林,等.枳壳甘草汤加减治疗腰椎间盘突出症 30 例[J].河南中医,2011,31(2):170-171.

[27] 龚正丰.龚正丰·枳壳甘草汤[J].江苏中医药,2011,43(6):14.

[28] 孙书龙,汤晓晨,姜宏,等."芪藤汤"治疗膝骨关节炎 24 例临床观察[J].江苏中医药,2012,44(11):45-46.

[29] 张志刚,姜宏.龚正丰教授运用枳壳甘草汤治疗腰椎间盘突出症的探究[J].中国中医骨伤科杂志,2011,19(12):62.

[30] 孙书龙,姜宏,汤晓晨,等.黄芪甲苷对人膝骨关节炎退变关节软骨细胞基质金属蛋白酶-1 及基质金属蛋白酶- 3mRNA 表达的影响[J].中医正骨,2012,24(10):5-9.

[31] 龚正丰.骨性关节炎[J].健康生活,2013(10):22.

[32] 徐世平,孙书龙,张弘,等.龚正丰治疗颈型颈椎病经验[J].河南中医,2013,33(6):865-866.

[33] 汤晓晨,俞峰,孙书龙,等.黄芪甲苷对人膝骨关节炎退变关节软骨 IL-1β 表达的影响[J].南京中医药大学学报,2013,29(1):48-52.

[34] 汤晓晨,俞峰,孙书龙,等.黄芪甲苷对人膝骨关节炎退变关节软骨 VEGF 表达的影响[J].辽宁中医杂志,2013,40(5):1043-1045.

[35] 晋存,龚正丰.手法整复结合抛肩疗法治疗肱骨近端粉碎性骨折 28 例[J].河南中医,2014,34(4):672-673.

[36] 陈欣,姜宏.龚正丰治疗强直性脊柱炎经验[J].安徽中医药大学学报,2014(2):18.

[37] 陈华,沈晓峰,龚正丰,等.枳壳甘草汤对前脊髓运动损伤大鼠血清 TXB_2、6-keto-$PGF_{1\alpha}$ 含量的影响[J].云南中医中药杂志,2014,35(6):69-71.

[38] 陈华,沈晓峰,龚正丰,等.枳壳甘草汤治疗脊髓综合征药效分析研究[J].颈腰痛杂志,2014,35(4):250-253.

[39] 李红卫,马勇,俞鹏飞,等.镇痛下大剂量牵引结合手法治疗腰椎间盘突出症30例[J].南京中医药大学学报,2014,30(4):326-328.

[40] 高锋,李红卫,沈晓峰,等.手法整复＋双层夹板固定治疗老年人桡骨远端C型骨折的疗效评价[J].内蒙古中医药,2014,33(25):18-19.

[41] 汤晓晨,俞峰,姜宏,等.兔膝关节骨性关节炎动物模型的复制与评价[J].南京中医药大学学报,2014,30(5):458-460.

[42] 赵敏,金烨,徐晓春,等.龚正丰教授运用通络解毒汤治疗回纹型风湿症经验探析[J].环球中医药,2015,8(S1):144.

[43] 汤晓晨,龚正丰,李宇卫,等.枳壳甘草汤治疗中青年腰腿痛26例临床观察[J].中医临床研究,2016,8(31):59-60,62.

[44] 马奇翰,龚正丰,江国荣,等.吴门芪藤汤辅助治疗膝关节软骨损伤性关节炎20例临床观察[J].甘肃中医药大学学报,2018,35(6):57-61.

[45] 尤君怡,龚正丰,梁国强.吴门芪藤汤对大鼠膝骨关节炎成纤维样滑膜细胞氨基末端激酶的影响[J].中国中医骨伤科杂志,2019,27(10):5-9.

[46] 沈晓峰,龚正丰,梁国强.吴门枳壳甘草汤对腰椎间盘突出大鼠酸敏感离子通道及相关因子影响的实验研究[J].辽宁中医药大学学报,2020,22(1):36-39.

（六）姜宏

[1] 姜宏,杨志良.指压推拿对腰椎间盘突出症患者脑脊液β-EP、5-HT的影响[J].中国康复医学杂志,1989(5):13-15.

[2] 姜宏.按摩导引与现代康复医学[J].辽宁中医杂志,1989(10):44-46.

[3] 姜宏,杨志良.指压推拿对腰椎间盘突出症患者脑脊液环核苷酸的影响[J].中西医结合杂志,1990(1):27-29,4.

[4] 姜宏,杨志良,张文彬.指压推拿对腰腿痛患者皮层诱发电位的影响[J].中国中医骨伤科杂志,1990,6(1):8-11.

[5] 姜宏,赵玉群.试述腰痛的点穴治疗[J].按摩与导引,1990(1):35-38.

[6] 姜宏,杨志良,张文彬.推拿镇痛的神经机理研究与假说[J].中国康复,1990(1):44-45.

[7] 姜宏.按摩调整骨盆疗法在腰痛治疗中的应用[J].江苏中医,1990(5):27.

[8] 姜宏,杨志良,奚桂芳,等.腰腿痛患者血浆β-EP的观察与致痛机理探讨[J].中国中医骨伤科杂志,1990,6(3):6-8.

[9] 姜宏.中医正骨手法对骨内压的影响[J].中医正骨,1990(2):44.

[10] 姜宏.练功疗法促进骨折愈合的机理探讨与假说[J].辽宁中医杂志,1990(9):7-8.

[11] 姜宏,杨志良.夹板外固定治疗骨折的发展概况[J].新中医,1990(10):51-53.

[12] 姜宏,杨志良.中医工程学与骨伤科的发展[J].陕西中医,1990(11):505-506.

[13] 姜宏.中药治疗腰痛的机制及药理作用[J].中医正骨,1990(4):12-13.

[14] 姜宏.手法研究的方法学探索[J].中医正骨,1991(3):36-37.

[15] 龚正丰,姜宏.阔筋膜张肌挛缩对直腿抬高试验的影响[J].中医正骨,1991(3):18.

[16] 姜宏,杨志良.手法治疗颈肩腰腿痛的神经生理学基础[J].上海中医药杂志,1991(12):32-35.

[17] 姜宏,石印玉.手法整复治疗肱骨外髁骨折进展[J].中医正骨,1993(1):34-35.

[18] 姜宏,冯素萍,施杞.腰椎管疾患疗效评定的讨论与设想[J].中医正骨,1993(3):40-41.

[19] 姜宏,王岗.腰椎间盘突出症非手术疗法效评定探索[J].颈腰痛杂志,1993(3):183-184.

[20] 姜宏,龚正丰,陈益群,等.腰椎间盘突出症患者直腿抬高运动学分析[J].中国中医骨伤科,1993(5):8-11,65.

[21] 姜宏,石印玉.中医治疗肱骨外科颈骨折[J].中国骨伤,1994(1):46-47.

[22] 姜宏,王介麟,龚正丰,等.牵引推拿治疗腰椎间盘突出症的生物力学性分析[J].按摩与导引,1994(1):6-8.

[23] 姜宏,杨志良.穴位指压推拿治疗腰腿痛的镇痛疗效观察与研究[J].颈腰痛杂志,1994(1):9-12,63.

[24] 龚正丰,姜宏,陈一群,等.腰椎间盘突出症患者步态观察与分析[J].颈腰痛杂志,1994(2):70-72,131.

[25] 龚正丰,姜宏,陈益群,等.镇痛牵引下脊柱推拿疗法对腰椎间盘突出影响的B超分析[J].中国骨伤,1994(4):8-10,3.

[26] 龚正丰,李宇卫,姜宏.麻醉下推拿治疗腰椎间盘突出症的进展[J].中国民间疗法,1995(2):42-45.

[27] 陈文照,吴惠芳,姜宏,等.痛风误诊原因分析及避免误诊的措施[J].中医正骨,1995(3):37-39.

[28] 陈济安,沈贞珍,龚正丰,等.镇痛剂在牵引推拿治疗腰椎间盘突出症中的应用[J].中医正骨,1995(5):21.

[29] Jiang H, Yang ZL. The influence of finger pressing manipulation on cAMP and cGMP in the cerebrospinal fluid of prolapsed intervertebral disc[J]. Chinese Journal of Integrative Medicine, 1995, 1(3):201-204.

[30] 陈文照,姜宏,顾瑞生,等.经方治疗痛风临床研究进展[J].中医正骨,1996(2):33-34.

[31] Jiang H. Effect of finger pressing on B-EP and 5-HT in cases with disc prolapse[J]. International Journal of Clinical Acupuncture, 1996, 7(3):259-263.

[32] 龚正丰,姜宏.脊柱推拿治疗中央型腰椎间盘突出症的临床及"B超"观察[J].江苏中医,1997(5):31-32.

[33] 龚正丰,姜宏,陈益群,等.镇痛牵引下脊柱推拿手法对腰椎间盘突出症血液流变学的影响[J].中医正骨,1997(3):15-16.

[34] 陈文照,关士良,顾瑞生,等.防己黄芪乌苡汤对急性痛风外周神经递质的影响[J].中国医药学报,1997(4):25-26.

[35] 姜宏,施杞,王以进.颈椎失稳临界值和极限强度的测量[J].医用生物力学,1997(4)：224-226.

[36] 姜宏,施杞.颈椎运动学与生物力学研究进展[J].中国中医骨伤科,1998(1)：50-54.

[37] 姜宏,施杞.介绍一种神经根型颈椎病的疗效评定方法[J].中华骨科杂志,1998(6)：62.

[38] 姜宏.日本腰痛评定新标准介绍[J].中医正骨,1998(3)：59.

[39] 姜宏,施杞.腰椎间盘突出的自然吸收机制与手法治疗[J].辽宁中医杂志,1998(8)：34.

[40] 姜宏,施杞,郑清波.腰椎间盘突出后的自然吸收及其临床意义[J].中华骨科杂志,1998(12)：755-757.

[41] 陈文照,刘延龄,吴士良,等.防己黄芪乌苠汤对痛风大鼠胶原酶及胶原纤维的影响[J].中医正骨,1999(2)：7-8,63.

[42] 姜宏,施杞,王以进.旋转手法对颈椎间盘粘弹性影响的实验研究[J].中国中医骨伤科,1999(1)：4-6.

[43] 陈文照,林坚,金策,等.实验性痛风外周疼痛介质的动态变化[J].中医正骨,1999(3)：17-18,64.

[44] 姜宏,施杞,王以进.牵引对颈椎稳定性影响的生物力学研究[J].中华理疗杂志,1999(2)：41-43.

[45] 姜宏,施杞.颈椎手法的生物力学研究与探索[J].中国中医骨伤科,1999(2)：54-56.

[46] 姜宏,陈文照.衷中参西辨治痛风[J].中国中医药信息杂志,1999(6)：9-22.

[47] 崔全起,姜宏.病变椎间盘中神经的长入与慢性腰痛[J].颈腰痛杂志,1999(2)：79-80.

[48] 张如岳,陈文照,姜宏.综合治疗膝关节滑膜炎48例报告[J].中医正骨,1999(8)：32.

[49] 陈文照,姜宏,刘延龄,等.痛风宁消炎镇痛的实验研究[J].中国中医骨伤科,1999(4)：3-5.

[50] 姜宏,施杞,王以进.牵引对颈椎生物力学影响的实验研究[J].中华实验外科杂志,1999(5)：90-91.

[51] 姜宏,施杞,王以进.颈椎稳定性的生物力学实验研究[J].中国脊柱脊髓杂志,1999(5)：18-20.

[52] 姜宏,崔全起,施杞.腰椎间盘突出的自然吸收与症状转归研究[J].中国中医骨伤科,1999(5)：56-57.

[53] 朱利民,陈永真,姜宏.骨折病人手术前后焦虑和抑郁情绪变化的初步观察[J].中医正骨,1999(11)：27.

[54] 俞力行,陈文照,姜宏.内外兼治急性痛风38例临床观察[J].中医正骨,1999(11)：14.

[55] 姜宏,施杞,王拥军.腰椎间盘突出后的自然吸收与非手术疗法的探讨[J].颈腰痛杂志,1999(4)：74-76.

[56] 李宇卫,姜宏,陈益群.颈椎病的血液流变学指标观察[J].江苏中医,2000(1)：12.

[57] 姜宏,惠祁华,施杞,等.牵引对颈椎小关节生物力学影响的实验研究[J].中国运动医学杂志,2000(1):100-101.

[58] 姜宏.日本第七十二届骨科年会暨国际骨科研讨会会议纪要[J].中华骨科杂志,2000(3):190-192.

[59] 姜宏,施杞.国外腰椎研究的新进展[J].中国骨伤,2000(3):60-61.

[60] 姜宏,廖中亚,王拥军.颈椎动力性平衡与颈椎病的防治[J].中医正骨,2000(3):49-50.

[61] 陈文照,金策,林坚,等.痛风宁对尿酸钠致大鼠关节炎模型前列腺素的影响[J].中国医药学报,2000(2):24-26,80.

[62] 陈文照,林坚,金策,等.痛风宁对尿酸钠致大鼠关节炎下丘脑单胺类神经递质的影响[J].中国中医骨伤科杂志,2001(1):19-21.

[63] 姜宏,赵玉群,王拥军.新生血管在腰椎间盘突出后自然缩小与吸收中的作用[J].中医正骨,2001(3):52.

[64] 姜宏,施杞,于以进.颈椎稳定性的生物力学实验研究[C]//中国中西医结合学会.第九次全国中西医结合创伤骨科学术大会论文汇编,2001:11-13.

[65] 陈家荣,姜宏.穿破后纵韧带的腰椎间盘突出的研究动态[J].现代康复,2001(12):81.

[66] 周志锦,陈文照,林坚,等.痛风宁抗炎药效研究[J].中国中医骨伤科杂志,2001(5):24-26.

[67] 黄克诚,陈旭东,姜宏,等.腰椎管区病变超声诊断价值及分型研究[J].中国航天医药杂志,2004(3):18-20.

[68] 姜宏,施杞.牵引推拿对颈椎生物力学的实验研究(摘要)[C]//中国人才研究会骨伤人才分会.跨世纪骨伤杰出人才科技成果荟萃,2004:792-793.

[69] 姜宏,陈益群.手法治疗颈肩腰腿痛神经生理学基础研究(摘要)[C]//中国人才研究会骨伤人才分会.跨世纪骨伤杰出人才科技成果荟萃,2004:743.

[70] 俞力行,张友定,姜宏.熏洗方对大鼠骨折后期僵硬关节滑膜Ⅲ型胶原 mRNA 及 TGF β_1 表达的影响[J].中医正骨,2005(1):7-8,63.

[71] 黄克诚,陈旭东,姜宏,等.中西医结合治疗 102 例腰椎间盘突出症超声监察报告[J].中国现代医药杂志,2005(1):28-30.

[72] 姜宏,惠祁华,陈咏真,等.痛风平对实验性急性痛风性关节炎抗炎消肿镇痛作用的研究[J].中国中医药信息杂志,2005(3):30-32.

[73] 姜宏,尤仲连,李宇卫,等.双极型桡骨头假体置换术治疗桡骨头粉碎性骨折——附 7 例临床分析[J].中医正骨,2005(6):27-28.

[74] 李宇卫,夏凯文,姜宏.桡骨头粉碎性骨折假体置换 9 例报告[J].实用临床医药杂志,2005(8):37-38.

[75] 俞峰,龚正丰,姜宏.跟骨骨折 134 例治疗体会[J].中医正骨,2005(12):41-42.

[76] 俞峰,龚正丰,姜宏.34 例小儿肱骨髁上骨折治疗体会[J].甘肃中医,2006(1):21-22.

[77] 惠祁华,姜宏,吴士良.痛风平对大鼠实验性急性痛风性关节炎 IL-1α、IL-6、TNF-α

和 MMP-1 的影响[J].中医正骨,2006(3):8-9,79.

[78] 李红卫,尤仲连,姜宏.手法整复外固定配合间断牵引治疗 Barton 骨折 38 例[J].江苏中医药,2006(8):32-33.

[79] 惠祁华,孟祥奇,姜宏.从痰湿瘀论治膝骨性关节炎的临床观察[J].中医正骨,2007(2):12-13.

[80] 孟祥奇,惠祁华,姜宏,等.化痰祛湿剂对兔膝骨性关节炎血清中 SOD、NO 的影响[J].中医药学报,2007(2):21-23.

[81] 孟祥奇,惠祁华,姜宏,等.化痰祛湿剂对兔膝骨性关节炎细胞因子 IL-1、IL-6、TNF-α的影响[J].中国骨伤,2007(8):575-576.

[82] 唐占英,钱雪华,叶秀兰,等.导引手法综合治疗青少年特发性脊柱侧凸症的多中心、随机对照临床研究[C]//中国中西医结合学会.第三届世界中西医结合大会论文摘要集,2007:350-351.

[83] 钱雪华,唐占英,叶秀兰,等.导引手法治疗青少年特发性脊柱侧凸症:多中心、分层随机区组化对照[J].中国组织工程研究与临床康复,2007(49):9890-9893.

[84] 刘锦涛,姜宏.腰椎间盘突出后自然重吸收的研究进展[J].颈腰痛杂志,2008(1):67-69.

[85] 钱雪华,唐占英,叶秀兰,等.导引手法治疗青少年特发性脊柱侧凸症的多中心、分层随机区组化对照[C]//中国康复医学会老年康复专业委员会,上海市康复医学会,复旦大学附属华东医院.中国康复医学会第五次全国老年康复学术大会上海市康复医学会成立 20 周年暨老年康复诊疗提高班论文汇编,2008:155-157.

[86] 钱雪华,唐占英,叶秀兰,等.导引手法综合方案治疗青少年特发性脊柱侧凸症的多中心、随机对照研究[C]//中国康复医学会颈椎病专业委员会.中国康复医学会颈椎病专业委员会第十次学术年会论文汇编,2008:91-95.

[87] 姜宏.腰椎间盘突出后的自然吸收与治疗的再探讨[C]//中国康复医学会颈椎病专业委员会.中国康复医学会颈椎病专业委员会第十次学术年会论文汇编,2008:77-90.

[88] 姜宏,刘锦涛,王拥军.破裂型椎间盘突出重吸收机理的研究[C]//中国康复医学会颈椎病专业委员会.中国康复医学会颈椎病专业委员会第十次学术年会论文汇编,2008:48-52.

[89] 姜宏,刘锦涛,惠祁华,等.破裂型椎间盘突出动物模型重吸收过程中自身免疫反应的研究[J].颈腰痛杂志,2009,30(1):21-23.

[90] 李英周,惠祁华,姜宏.中药保护关节软骨的作用机制研究进展[J].中国中医骨伤科杂志,2009,17(2):68-70.

[91] 姜宏,刘锦涛,惠祁华,等.黄芪对破裂型椎间盘突出重吸收动物模型的影响[J].中国骨伤,2009,22(3):205-207.

[92] 徐坤林,姜宏,刘锦涛.破裂型椎间盘突出动物模型中新生血管因子与炎性反应的研究[J].颈腰痛杂志,2009,30(4):310-312.

[93] 李红卫,王晓春,姜宏.桡神经深支的解剖学研究及临床意义[J].中医正骨,2009,21(9):20-21.

[94] 徐坤林,姜宏.AO 锁骨钩钢板治疗肩锁关节脱位及锁骨远端骨折[J].中国中医骨伤

科杂志,2009,17(10)：63.

[95] 姜宏,刘锦涛.大鼠破裂型椎间盘突出模型的建立及其重吸收机理的研究[C]//中国康复医学会颈椎病专业委员会.中国康复医学会第十一次全国颈椎病学术会议论文集,2009：71-75.

[96] 刘锦涛,姜宏,王拥军,等.破裂型椎间盘突出重吸收机制的研究[J].中国骨与关节损伤杂志,2009,24(11)：991-993.

[97] 刘锦涛,姜宏,徐坤林,等.破裂游离型腰椎间盘突出组织重吸收2例报告[J].颈腰痛杂志,2010,31(2)：160,158.

[98] 刘锦涛,姜宏,王拥军,等.大鼠破裂型椎间盘突出模型的建立及突出物重吸收机制的研究[J].中国骨伤,2010,23(5)：370-372.

[99] 李晓春,姜宏,刘锦涛.腰椎间盘突出后再吸收的研究进展[J].中国脊柱脊髓杂志,2010,20(7)：598-600.

[100] 李晓春,姜宏,刘锦涛,等.腰椎间盘突出动物模型的研究进展[J].颈腰痛杂志,2010,31(4)：299-301.

[101] 李红卫,张志刚,姜宏.切开复位内固定联合中药治疗肱骨远端粉碎性骨折27例临床观察[J].江苏中医药,2010,42(8)：36-37.

[102] 徐坤林,姜宏.枳壳甘草汤治疗急性腰椎间盘突出症64例[J].中医正骨,2010,22(9)：67.

[103] 刘锦涛,姜宏,徐坤林,等.非手术疗法对腰椎间盘突出后重吸收的影响(附30例分析)[J].中国骨与关节损伤杂志,2010,25(11)：978-980.

[104] 俞鹏飞,姜宏,刘锦涛.中医药治疗腰椎间盘突出症近况[J].中国中医骨伤科杂志,2010,18(11)：63-65.

[105] 李晓春,姜宏,刘锦涛,等.血管内皮生长因子在突出椎间盘重吸收中的表达及其意义[J].颈腰痛杂志,2011,32(2)：88-91.

[106] 韩松,姜宏.椎间盘源性下腰痛的研究进展[J].中国中医骨伤科杂志,2011,19(5)：69-71.

[107] 李晓春,姜宏,刘锦涛,等.益气化瘀方促进破裂型腰椎间盘突出重吸收机制的探讨[J].中国中医骨伤科杂志,2011,19(5)：7-9.

[108] 俞鹏飞,姜宏,刘锦涛,等.腰椎间盘退变及突出动物模型研究进展[J].中医正骨,2011,23(7)：33-35,38.

[109] 李晓春,姜宏,刘锦涛,等.TNF-α抑制剂对破裂型腰椎间盘突出重吸收影响的实验研究[J].颈腰痛杂志,2011,32(4)：264-267.

[110] 钱祥,姜宏,刘锦涛,等.腰椎间盘突出组织重吸收研究进展[J].临床骨科杂志,2011,14(4)：453-455.

[111] 俞峰,姜宏.扶正化痰祛湿法治疗椎动脉型颈椎病临床观察[J].中国中医骨伤科杂志,2011,19(10)：45-46.

[112] 蔡鑫,施咏毅,陆祯,等.腰椎间盘突出症手术与非手术治疗的回顾性研究[J].实用骨

科杂志,2011,17(10)：873-875.

[113] 俞鹏飞,姜宏,刘锦涛.腰椎间盘突出与 Modic 改变相关性的研究——附 95 例临床观察[J].颈腰痛杂志,2011,32(6)：416-419.

[114] 孙书龙,孟祥奇,汤晓晨,等.人骨关节炎退变软骨组织的细胞体外培养及形态特征观察[J].中国骨与关节损伤杂志,2011,26(12)：1135-1136.

[115] 张志刚,姜宏.龚正丰教授运用枳壳甘草汤治疗腰椎间盘突出症的探究[J].中国中医骨伤科杂志,2011,19(12)：62.

[116] 孟祥奇,惠祁华,姜宏,等.化痰祛湿剂对兔膝骨性关节炎软骨及滑膜的影响[J].辽宁中医药大学学报,2012,14(1)：49-53.

[117] 孟祥奇,惠祁华,姜宏,等.可调式脊柱外固定器治疗胸腰椎骨折[J].中华创伤杂志,2012(1)：68-69.

[118] 姜宏.要重视对腰椎间盘突出后重吸收现象的研究[J].中国中医骨伤科杂志,2012,20(3)：61-62.

[119] 韩松,姜宏.青少年腰椎间盘突出后重吸收 2 例报道[J].颈腰痛杂志,2012,33(2)：145-146.

[120] 俞鹏飞,姜宏,刘锦涛,等.破裂型腰椎间盘突出的 MRI 表现及测量方法探讨[J].颈腰痛杂志,2012,33(2)：130-132.

[121] 俞鹏飞,姜宏,刘锦涛.消髓化核汤对腰椎间盘突出后重吸收影响的临床研究[J].长春中医药大学学报,2012,28(2)：221-223,225.

[122] 刘冠虹,刘锦涛,姜宏.早中期股骨头坏死保守治疗若干进展[J].中国中医骨伤科杂志,2012,20(4)：64-66.

[123] 孟祥奇,黄桂成,惠祁华,等.黄芪甲苷对人膝骨关节炎退变软骨细胞Ⅱ型胶原和蛋白多糖 mRNA 表达的影响[J].辽宁中医药大学学报,2012,14(6)：35-37.

[124] 孟祥奇,黄桂成,惠祁华,等.黄芪甲苷对人膝骨关节炎退变软骨细胞 MMP-1 和 MMP-3 mRNA 表达的影响[J].辽宁中医药大学学报,2012,14(7)：88-90.

[125] 俞振翰,姜宏,周红海.腰椎间盘突出后的重吸收研究进展[J].南京中医药大学学报,2012,28(4)：397-400.

[126] 陆桢,朱利民,姜宏,等.牵引松解法治疗肩关节前脱位 32 例[J].中国中医骨伤科杂志,2012,20(7)：68.

[127] 钱祥,姜宏,王拥军,等.MMP3、MMP7 在腰椎间盘突出组织中的表达及其临床意义[J].中国中医骨伤科杂志,2012,20(8)：1-3.

[128] 刘冠虹,吉万波,刘锦涛,等.姜宏治疗股骨头无菌性坏死经验总结[J].中国中医药信息杂志,2012,19(8)：86-87.

[129] 姜宏.破裂型腰椎间盘突出症的治疗探讨——如何做到恰如其分[C]//中国中西医结合学会脊柱医学专业委员会,《中国骨伤》杂志.第五届学术年会暨第二届专业委员会换届选举会议论文集,2012：43-56.

[130] 孙书龙,孟祥奇,姜宏.四肢骨关节炎发病过程中软骨细胞死亡机制研究进展[J].内

蒙古中医药,2012,31(17)：136－138.

[131] 马奇翰,姜宏,刘锦涛.痛风平内服合金黄膏外敷治疗急性痛风性关节炎 30 例[J].湖南中医杂志,2012,28(5)：85.

[132] 韩松,姜宏,俞鹏飞.消髓化核汤治疗青少年腰椎间盘突出症临床研究——附 23 例临床小结[J].中国中医骨伤科杂志,2012,20(10)：35－37.

[133] 孙书龙,姜宏,汤晓晨,等.黄芪甲苷对人膝骨关节炎退变关节软骨细胞基质金属蛋白酶-1 及基质金属蛋白酶-3 mRNA 表达的影响[J].中医正骨,2012,24(10)：5－9.

[134] 孙书龙,汤晓晨,姜宏,等."芪藤汤"治疗膝骨关节炎 24 例临床观察[J].江苏中医药,2012,44(11)：45－46.

[135] 徐华明,孟祥奇,姜宏,等.大鼠中药血清对骨关节炎患者膝关节软骨细胞胶原和金属蛋白酶 mRNA 表达的影响[J].江苏中医药,2012,44(12)：75－77.

[136] 蔡鑫,施咏毅,陆祯,等.双枚空心加压螺钉闭合复位治疗老年股骨颈骨折[J].临床骨科杂志,2012,15(6)：670－671.

[137] 陶帅,姜宏,李晓春,等.腰椎间盘突出后重吸收的机制研究进展[J].现代中西医结合杂志,2013,22(1)：103－106.

[138] 汤晓晨,俞峰,孙书龙,等.黄芪甲苷对人膝骨关节炎退变关节软骨 IL－1β 表达的影响[J].南京中医药大学学报,2013,29(1)：48－52.

[139] 韩松,徐坤林,姜宏,等.股骨粗隆间骨折术后同侧股骨颈骨折 1 例报道[J].中国中医骨伤科杂志,2013,21(1)：33.

[140] 沈晓峰,姜宏.全髋关节置换术后神经损伤的原因及预防措施[J].中医正骨,2013,25(1)：46－48.

[141] 张志刚,姜宏,朱利民,等.小切口撬拨植骨斯氏针内固定术治疗移位跟骨骨折 30 例[J].湖南中医杂志,2013,29(2)：60－61.

[142] 俞峰,孙书龙,汤晓晨,等.内固定术治疗复杂胫骨平台骨折临床观察[J].中医学报,2013,28(3)：348－349.

[143] 陶帅,姜宏,李晓春,等.基质金属蛋白酶与腰椎间盘退变的研究进展[J].颈腰痛杂志,2013,34(2)：162－164.

[144] 吉万波,刘冠虹,刘锦涛,等."骨密葆"方治疗早中期激素性股骨头坏死 21 例临床研究[J].江苏中医药,2013,45(4)：31－33.

[145] 汤晓晨,俞峰,孙书龙,等.黄芪甲苷对人膝骨关节炎退变关节软骨 VEGF 表达的影响[J].辽宁中医杂志,2013,40(5)：1043－1045.

[146] 王文岳,谢利民,张跃,等.芍灵消增贴治疗骨性关节炎(肝肾不足、瘀血阻络证)的疗效及安全性评价[J].中国中医骨伤科杂志,2013,21(6)：21－24.

[147] 邹吉林,张志刚,姜宏,等.撬拨复位植骨治疗跟骨骨折[J].临床骨科杂志,2013,16(3)：342－343.

[148] 俞振翰,姜宏,钱祥.腰椎间盘突出后重吸收研究新进展[J].中国中医骨伤科杂志,2013,21(7)：70－72.

[149] 宋奕,丁道芳,李玲慧,等.丹参酮ⅡA对大鼠原代软骨细胞增殖的影响[J].上海中医药大学学报,2013,27(5)：73-76.

[150] 宋奕,丁道芳,李玲慧,等.细胞凋亡在激素性股骨头坏死机制中的研究进展[J].中国矫形外科杂志,2013,21(21)：2163-2165.

[151] 吉万波,陆爱清,陶帅,等."消髓化核汤"促进腰椎间盘突出症术后康复30例临床研究[J].江苏中医药,2013,45(12)：30-31.

[152] 陈欣,姜宏.龚正丰防治强脊经验[N].中国中医药报,2013-12-16(4).

[153] 段星星,姜宏.捆扎带治疗髋关节置换后股骨假体周围骨折12例[J].中国中西医结合外科杂志,2013,19(6)：688-690.

[154] Yu PF, Jiang FD, Liu JT, et al. Outcomes of conservative treatment for ruptured lumbar disc herniation[J]. Acta Orthopaedica Belgica, 2013, 79(6)：726-730.

[155] Liu JT, Tang DZ, Li XF, et al. Golden plaster for pain therapy in patients with knee osteoarthritis: study protocol for a multicenter randomized, double-blind, placebo-controlled trial[J]. Trials, 2013(14)：383.

[156] Liu JT, Li XF, Tang DZ, et al. Comparing pain reduction following vertebroplasty and conservative treatment for osteoporotic vertebral compression fractures: a meta-analysis of randomized controlled trials[J]. Pain Physician, 2013, 16(5)：455-464.

[157] 马智佳,姜宏,俞鹏飞.退变椎间盘相邻终板的Modic改变及其临床意义[J].中国中医骨伤科杂志,2014,22(1)：78-80.

[158] 沈晓峰,姜宏.全髋关节置换术后脱位原因分析——附240例临床小结[J].中国中医骨伤科杂志,2014,22(1)：50-51.

[159] 戴锋,姜宏.脊髓型颈椎病的中医药治疗进展[J].中医正骨,2014,26(1)：52-54.

[160] 俞振翰,姜宏,刘建文,等.益气逐瘀利水方对破裂型腰椎间盘突出退变髓核细胞Col Ⅱ及Aggrecan mRNA的影响[J].中国中医骨伤科杂志,2014,22(2)：1-3,7.

[161] 吉万波,刘冠虹,刘锦涛,等.益气化瘀补肾法对大鼠激素性股骨头坏死骨代谢的影响[J].广州中医药大学学报,2014,31(2)：239-242,321.

[162] 宋奕,丁道芳,李玲慧,等.股密葆含药血清对成骨细胞分化成熟的影响及其作用机制[J].中医正骨,2014,26(3)：9-13.

[163] 陈欣,姜宏.龚正丰治疗强直性脊柱炎经验[J].安徽中医药大学学报,2014,33(2)：48-49.

[164] 陈小微,孙书龙,姜宏.手法复位配合甩肩疗法治疗老年肱骨近端粉碎性骨折37例临床观察[J].河北中医,2014,36(5)：722-723.

[165] 陈梦菲,姜宏.独活寄生汤治疗膝关节骨性关节炎研究进展[J].辽宁中医药大学学报,2014,16(6)：236-238.

[166] 陈欣,姜宏,张志刚,等.三位一体疗法联合中药治疗SandersⅡ型跟骨骨折76例[J].西部中医药,2014,27(6)：124-126.

[167] 陈欣,姜宏.跟骨复位器配合克氏针微创治疗跟骨关节内移位骨折30例[J].中国中

医骨伤科杂志,2014,22(6):26-28.

[168] 李红卫,马勇,俞鹏飞,等.镇痛下大剂量牵引结合手法治疗腰椎间盘突出症 30 例[J].南京中医药大学学报,2014,30(4):326-328.

[169] 陈欣,姜宏,刘锦涛.跟骨骨折的治疗进展[J].中国中医骨伤科杂志,2014,22(7):75-78.

[170] 陈华,沈晓峰,龚正丰,等.枳壳甘草汤治疗脊髓综合征药效学分析研究[J].颈腰痛杂志,2014,35(4):250-253.

[171] 陈欣,姜宏.跟骨复位器配合克氏针撬拨治疗 Sanders II 型跟骨骨折 46 例[J].实用骨科杂志,2014,20(7):657-659.

[172] 李千千,姜宏.保守疗法与经皮椎体成形术治疗骨质疏松性椎体压缩性骨折近期疗效对比研究[J].中医药导报,2014,20(7):31-33.

[173] 戴锋,姜宏.破裂型腰椎间盘突出后重吸收 4 例报道[J].中国中医骨伤科杂志,2014,22(8):66-68.

[174] 宋奕,姜宏,丁道芳,等.股密葆含药血清对高浓度地塞米松干预后成骨细胞增殖分化作用的影响[J].中国骨伤,2014,27(8):668-672.

[175] 高锋,李红卫,沈晓峰,等.手法整复＋双层夹板固定治疗老年人桡骨远端 C 型骨折的疗效评价[J].内蒙古中医药,2014,33(25):18-19.

[176] 汤晓晨,俞峰,姜宏,等.兔膝关节骨性关节炎动物模型的复制与评价[J].南京中医药大学学报,2014,30(5):458-460.

[177] 韩松,姜宏,孟祥奇,等.益气逐瘀利水方治疗青少年腰椎间盘突出症的疗效观察[J].颈腰痛杂志,2014,35(5):369-373.

[178] 蔡东哲,孟祥奇,惠礽华,等.手法复位可调式外固定器治疗无神经损伤胸腰椎爆裂性骨折[J].长春中医药大学学报,2014,30(5):937-940.

[179] 吉万波,刘冠虹,刘锦涛,等.股密葆方对大鼠激素性股骨头坏死血管修复影响的实验研究[J].中国骨质疏松杂志,2014,20(10):1148-1153.

[180] 陶帅,姜宏,王铠,等.破裂型与未破裂型腰椎间盘突出组织超微结构对比观察[J].临床骨科杂志,2014,17(5):604-607.

[181] 朱宇,姜宏,俞鹏飞.腰椎间盘突出后重吸收的研究进展[J].中国脊柱脊髓杂志,2014,24(12):1124-1128.

[182] 吴谐,孟祥奇,姜宏,等.复位外固定器治疗胸腰椎骨折的影像学评价[J].东南大学学报(医学版),2014,33(6):713-717.

[183] 许耀丰,马智佳,姜宏,等.颈椎 Modic 改变与颈椎退行性疾病的关系[J].临床骨科杂志,2014,17(6):636-638,641.

[184] Liu JT, Li XF, Yu PF, et al. Spontaneous resorption of a large lumbar disc herniation within 4 months[J]. Pain physician, 2014, 17(6): E803-E806.

[185] Liu JT, Li XF, Xu KL, et al. Bilateral total knee arthroplasty for Charcot knees associated with tabes dorsalis[J]. Pain Physician, 2014, 17(6): E796-E799.

[186] Yu PF, Jiang H, Liu JT, et al. Traditional Chinese Medicine treatment for ruptured lumbar disc herniation: clinical observations in 102 cases[J]. Orthopaedic Surgery, 2014, 6(3): 229 - 235.

[187] 刘冠虹,刘锦涛,姜宏.姜宏治疗股骨头坏死经验总结[J].辽宁中医杂志,2014,41(7): 1343 - 1345.

[188] 许耀丰,姜宏,李晓春,等.老年股骨转子间骨折术后并发谵妄的危险因素分析[J].中华创伤杂志,2015,31(2): 143 - 147.

[189] 俞鹏飞,姜宏,刘锦涛.破裂型腰椎间盘突出症非手术治疗后的转归[J].中国脊柱脊髓杂志,2015,25(2): 109 - 114.

[190] 姜宏.重视老年骨折的中医药治疗[J].老年医学与保健,2015,21(2): 70 - 72.

[191] 朱宇,姜宏.p38 MAPK 信号转导通路在椎间盘退变中的作用[J].中国中医骨伤科杂志,2015,23(6): 75 - 78.

[192] 周红海,姜宏,俞振翰.益气活血方对非破裂型腰椎间盘突出退变髓核细胞 Col Ⅱ、Aggrecan 及 TIMP - 1 mRNA 的影响[J].南京中医药大学学报,2015,31(4): 368 - 371.

[193] 尤君怡,周红海,姜宏.椎间盘损伤与修复的研究进展[J].中国中医骨伤科杂志,2015,23(9): 77 - 80.

[194] 朱宇,刘锦涛,姜宏.益气活血方促进破裂型腰椎间盘突出重吸收的机制研究[J].中国中医骨伤科杂志,2015,23(9): 1 - 4.

[195] 陈梦菲,姜宏,俞振翰.独活寄生汤加黄芪对退变人骨滑膜细胞 TNF - α 及 IL - 6 mRNA 的影响[J].四川中医,2015,33(10): 38 - 40.

[196] 高春鹏,姜宏,刘锦涛,等.椎间盘突出动物模型研究进展[J].中国中医骨伤科杂志,2015,23(10): 72 - 74.

[197] 刘锦涛,俞鹏飞,姜宏.破裂型腰椎间盘突出症的保守治疗分析[J].颈腰痛杂志,2015,36(6): 475 - 478.

[198] 刘锦涛,姜宏.金黄膏外敷治疗膝骨关节炎的随机、双盲、安慰剂对照临床观察[J].上海中医药杂志,2015,49(12): 31 - 34.

[199] 马智佳,姜宏,俞鹏飞.颈椎 Modic 改变对治疗早期脊髓型颈椎病的影响——附 48 例临床研究[J].中国中医骨伤科杂志,2016,24(1): 46 - 48.

[200] 周孝文,姜宏.神经根沉降征在腰椎管狭窄症诊疗中的意义[J].颈腰痛杂志,2016,37(1): 64 - 67.

[201] 高春鹏,俞鹏飞,刘锦涛,等.姜宏教授益气活血法治疗椎间盘突出症经验介绍[J].新中医,2016,48(5): 224 - 227.

[202] 高春鹏,姜宏,俞鹏飞.中医药保守疗法促进腰椎间盘突出重吸收作用机制的研究进展[J].辽宁中医杂志,2016,43(6): 1331 - 1334.

[203] 尤君怡,姜宏,梁国强,等.益气活血法对破裂型腰椎间盘突出症大鼠组织 MMP - 3 和 MMP - 7 蛋白表达的影响[J].广西中医药大学学报,2016,19(3): 1 - 4.

[204] 邹吉林,姜宏,李宇卫,等.椎间孔镜技术配合消髓化核汤治疗腰椎间盘突出症 50 例 [J].云南中医中药杂志,2016,37(11):28 - 29.

[205] 陈金飞,顾纯,姜宏.单纯撬拨与小切口联合撬拨植骨治疗跟骨关节内骨折临床观察 [J].云南中医中药杂志,2016,37(12):46 - 47.

[206] 邹吉林,顾纯,姜宏,等.胸腰段压缩性骨折中医保守治疗 40 例疗效分析[J].云南中 医中药杂志,2016,37(12):109 - 110.

[207] 吉万波,刘冠虹,刘锦涛,等.股密葆方对大鼠激素性股骨头坏死脂质代谢影响的实 验研究[J].中国骨质疏松杂志,2016,22(12):1580 - 1584.

[208] Zhu Y，Liu JT，Yang LY，et al. p38 mitogen - activated protein kinase inhibition modulates nucleus pulposus cell apoptosis in spontaneous resorption of herniated intervertebral discs：an experimental study in rats[J]. Molecular Medicine Reports, 2016，13(5)：4001 - 4006.

[209] 钟鸣,莫文,姜宏,等.保守治疗促进腰椎间盘突出后突出物重吸收的研究进展[J].颈 腰痛杂志,2017,38(1):73 - 76.

[210] 沈学强,姜宏.中药熏洗治疗膝骨关节炎的临床与实验研究进展[J].国际中医中药杂 志,2017,39(4):380 - 382.

[211] 陈华,李宇卫,姜宏.非手术疗法治疗单纯性胸腰椎骨折的研究进展[J].中医正骨, 2017,29(7):48 - 50.

[212] 沈学强,姜宏.细胞自噬与椎间盘退变关系的研究进展[J].中国中医骨伤科杂志, 2017,25(8):77 - 79,82.

[213] 高春鹏,朱宇,张鹏,等.破裂型椎间盘突出重吸收过程中 p38MAPK 信号通路的作 用[J].中国脊柱脊髓杂志,2017,27(10):938 - 945.

[214] 戴锋,俞鹏飞,姜宏.中医药保守治疗破裂型腰椎间盘突出症的临床疗效[J].现代医 药卫生,2017,33(20):3116 - 3118.

[215] 吴黎明,俞鹏飞,刘锦涛,等.姜宏辨治破裂型腰椎间盘突出症经验[J].江苏中医药, 2017,49(11):19 - 22.

[216] 戴锋,俞鹏飞,徐坤林,等.中医药保守治疗破裂型腰椎间盘突出症 42 例[J].中国中 医骨伤科杂志,2017,25(11):56 - 58.

[217] 王志强,姜宏.姜宏教授中药治疗破裂型腰椎间盘突出症临床经验总结[J].颈腰痛杂 志,2017,38(6):528 - 530.

[218] 吴黎明,姜宏.化痰逐瘀方治疗膝骨关节炎疗效观察[J].陕西中医,2017,38(12): 1722 - 1724.

[219] 张潇潇,姜宏,张志刚,等.肿瘤坏死因子与腰椎间盘退变的相关性研究进展[J].中国 中医骨伤科杂志,2017,25(12):79 - 82.

[220] 戴锋,俞鹏飞,姜宏.跗骨窦小切口撬拨复位克氏针内固定治疗 Sanders Ⅲ型跟骨骨 折[J].中国骨伤,2017,30(12):1080 - 1083.

[221] Zhong M, Liu JT, Jiang H, et al. Incidence of spontaneous resorption of lumbar disc

herniation：a meta - analysis[J]. Pain Physician, 2017, 20(1)：E45 - E52.

[222] 陈华,李宇卫,姜宏,等.经皮撬拨配合有限切开植骨内固定治疗跟骨骨折疗效分析[J].中国骨伤,2017,30(12)：1084 - 1090.

[223] 吴黎明,姜程帆,俞鹏飞,等.姜宏内外合治疑难泄泻验案 1 则[J].上海中医药杂志,2018,52(1)：24 - 25.

[224] 徐铭,姜宏.独活寄生汤治疗寒湿痹阻型腰椎间盘突出症的临床疗效及预后观察[J].陕西中医,2018,39(2)：157 - 159.

[225] 沈学强,姜宏.巨大游离型腰椎间盘突出后重吸收 1 例报道[J].实用骨科杂志,2018,24(3)：284 - 286.

[226] 姜宏.腰椎间盘突出症的非手术治疗和微创手术治疗中存在的问题[J].中医正骨,2018,30(4)：1 - 3.

[227] 刁志君,姜宏,刘锦涛.细胞自噬对腰椎间盘突出后重吸收的意义[J].中国骨伤,2018,31(4)：386 - 390.

[228] 徐铭,姜宏.消髓化核汤治疗环形增强破裂型腰椎间盘突出症 30 例[J].河南中医,2018,38(5)：765 - 768.

[229] 高春鹏,朱宇,姜宏,等.益气活血方介导 p38MAPK 信号通路促进突出椎间盘组织重吸收的机制研究[J].江苏中医药,2018,50(6)：75 - 78.

[230] 俞鹏飞,刘锦涛,马智佳,等.破裂型腰椎间盘突出症转归预测因素的 Logistic 回归分析[J].中国骨伤,2018,31(6)：522 - 527.

[231] 沈学强,姜宏.姜宏教授辨治巨大游离型腰椎间盘突出症经验介绍[J].中国中医骨伤科杂志,2018,26(7)：78 - 80.

[232] 刁志君,姜宏,刘锦涛,等.炎症因子在椎间盘退变中的作用[J].中医正骨,2018,30(7)：32 - 35.

[233] 刁志君,姜宏,刘锦涛,等.基于基因芯片技术探索椎间盘退行性改变机制的研究进展[J].中国中医骨伤科杂志,2018,26(8)：79 - 83.

[234] 陈华,李宇卫,姜宏,等.镇痛下三维整复支具外固定治疗胸腰椎骨折[J].中国骨伤,2018,31(8)：692 - 697.

[235] 刁志君,姜宏,刘锦涛,等.多配体蛋白聚糖- 4 在椎间盘退变中的作用[J].中国脊柱脊髓杂志,2018,28(10)：944 - 948.

[236] 沈学强,姜宏.巨大破裂型腰椎间盘突出症重吸收 30 例随访研究[J].中国矫形外科杂志,2018,26(21)：1921 - 1926.

[237] 孙书龙,姜宏,吴黎明.葛云彬治疗腰腿痛经验总结[J].现代医药卫生,2018,34(21)：3265 - 3267.

[238] 董磊,姜宏.切开复位内固定治疗 Logsplitter 损伤[J].中医正骨,2018,30(11)：77 - 79.

[239] 冯鸣,姜宏.基于 MRI 上椎间盘突出程度预测腰椎间盘突出后重吸收的研究进展[J].中医正骨,2018,30(11)：53 - 56,63.

[240] 陶帅,陈凤华,王铠,等.可塑纸板有限外固定治疗老年性肱骨近端粉碎性骨折[J].中国骨伤,2019,32(1)：22-27.

[241] 董磊,姜宏.巨大突出型腰椎间盘突出自发性重吸收 1 例[J].临床骨科杂志,2019,22(1)：73.

[242] 马智佳,姜宏,俞鹏飞,等.消髓化核汤保守治疗 130 例巨大型腰椎间盘突出症的疗效分析[J].中国骨伤,2019,32(3)：239-243.

[243] 黄浦泳,姜宏.风湿性多肌痛中西医诊治体会[J].亚太传统医药,2019,15(4)：106-108.

[244] 刁志君,姜宏,刘锦涛,等.益气活血方介导促炎因子促进破裂型腰椎间盘突出后重吸收的机制研究[J].中国中医骨伤科杂志,2019,27(5)：1-6.

[245] 戴宇祥,姜宏.基于 CONSORT 及 STRICTA 评价浮针治疗腰椎间盘突出症 RCT 报告的质量研究[J].时珍国医国药,2019,30(5)：1240-1244.

[246] 刘冠虹,吉万波,刘锦涛,等.股密葆干预治疗肾虚血瘀型股骨颈骨折的疗效[J].医学信息,2019,32(18)：63-67.

[247] 戴宇祥,姜宏.基于内容分析法的腰椎间盘突出重吸收影响因素分析[J].颈腰痛杂志,2019,40(5)：583-586.

[248] 王青华,马智佳,姜宏.运用吴门络病理论辨治巨大/游离型腰椎间盘突出症[J].中医正骨,2019,31(10)：37-39,44.

[249] 顾庚国,姜宏.廓清饮联合四妙丸治疗膝骨关节炎的应用及效果探究[J].临床医药文献电子杂志,2019,6(93)：15,17.

[250] 戴宇祥,姜宏,俞鹏飞.关节慢性损伤的中西医治疗进展及展望[J].中医临床研究,2019,11(32)：136-138.

[251] 刘冠虹,吉万波,刘锦涛,等.益肾活血方治疗早中期非创性股骨头坏死的临床观察[J].中国骨伤,2019,32(11)：1003-1007.

[252] 戴宇祥,姜宏,俞鹏飞.脊柱退行性病变治疗现状及展望[J].临床合理用药杂志,2019,12(33)：177-179.

[253] 顾庚国,姜宏.WORMS 评分中滑膜炎症与膝骨性关节炎中医证型的关联性研究[J].中国骨伤,2019,32(12)：1108-1111.

[254] 马智佳,姜宏,俞鹏飞,等.益气逐瘀方治疗早期脊髓型颈椎病临床研究[J].新中医,2020,52(1)：98-101.

[255] 马岗,姜宏.$C_5 \sim C_6$ 椎间盘突出后重吸收 1 例报告并文献复习[J].中医正骨,2020,32(1)：72-75.

[256] 洪一波,姜宏,王建伟,等.芒柄花素抑制 RANKL 诱导破骨细胞分化的实验研究[J].中国骨伤,2020,33(1)：64-70.

[257] 戴宇祥,姜宏,俞鹏飞.中药复方介导 p38 丝裂原活化蛋白激酶信号通路在腰椎间盘突出症中作用的研究现状[J].中国临床药理学杂志,2020,36(2)：213-216.

[258] 裴帅,姜宏,刘锦涛,等.颈椎曲度与颈椎病严重程度相关性的研究进展[J].中医正

骨,2020,32(3)：35-38.

[259] 冯秋香,姜宏,俞鹏飞.肌电图在腰椎间盘突出症诊治中的应用进展[J].颈腰痛杂志,2020,41(2)：250-252.

[260] 徐伟,孙钢,姜宏.运用吴门医派温病学说治疗苏州地区新型冠状病毒肺炎临证撷要——附验案2则[J].江苏中医药,2020,52(4)：22-25.

[261] 戴锋,俞鹏飞,刘锦涛,等.非手术治疗破裂型腰椎间盘突出症5年随访研究[J].中国骨伤,2020,33(5)：414-419.

（七）李宇卫

[1] 李宇卫.三维手法治疗肩周炎41例[J].江苏中医,1999(1)：41.

[2] 李宇卫,姜宏,陈益群.颈椎病的血液流变学指标观察[J].江苏中医,2000(1)：12.

[3] 李宇卫,陈益群.针法治疗颈椎病的体会[J].现代康复,2001(20)：130.

[4] 李宇卫,孟祥奇.牵引推拿结合骶管内注射治疗老年性腰椎间盘突出症[J].中医正骨,2005(8)：44.

[5] 李宇卫,夏凯文,姜宏.桡骨头粉碎性骨折假体置换9例报告[J].实用临床医药杂志,2005(8)：37-38.

[6] 李宇卫,夏凯文.椎体成形术在老年骨质疏松脊柱压缩骨折中的应用[J].实用临床医药杂志,2005(8)：31-33.

[7] 李宇卫.三维手法配合玻璃酸钠注射治疗肩周炎体会[J].中国中医药信息杂志,2005(9)：62-63.

[8] 李宇卫.桂附地黄丸加减内外结合治疗膝关节骨性关节炎48例疗效分析[J].辽宁中医杂志,2005(10)：62.

[9] 李宇卫.胸腰椎压缩性骨折与慢性下腰背疼痛[J].江苏医药,2011,37(19)：2334-2335.

[10] 李宇卫,陈华,王培民,等.易层贴敷疗法治疗踝关节扭伤临床研究[J].中国中医急症,2012,21(4)：522-523.

[11] 李宇卫.脊髓型颈椎病颈前路手术后纵韧带切除的临床效果[J].江苏医药,2012,38(10)：1177-1179.

[12] 朱心玮,李宇卫,俞鹏飞,等.附子汤合独活寄生汤加减治疗寒湿型腰椎间盘突出症[J].中国中医骨伤科杂志,2013,21(5)：32-34.

[13] 陈臣,李宇卫,陈华.内镜技术在腰椎病变中的应用进展[J].实用骨科杂志,2013,19(10)：904-907.

[14] 陈臣,陈华,李宇卫.牵引在腰痛治疗中的应用研究进展[J].颈腰痛杂志,2014,35(1)：56-58.

[15] 王江平,李宇卫.中医药预防及治疗腰椎手术失败综合征的现状[J].现代中西医结合杂志,2014,23(10)：1137-1138.

[16] 陈臣,李宇卫,陈华.枳壳甘草汤治疗腰椎间盘突出症临床研究[J].中医学报,2014,

29(5)：752 - 753.

[17] 陈臣,陈华,李宇卫.一次性牵引治疗腰椎间盘突出症的早期疗效分析[J].中国中医急症,2014,23(5)：961 - 962.

[18] 陈臣,李宇卫,沈晓峰,等.中药治疗腰椎间盘突出症的 Meta 分析[J].山东中医杂志,2014,33(6)：442 - 444.

[19] 陈华,沈晓峰,龚正丰,等.枳壳甘草汤对前脊髓运动损伤大鼠血清 TXB$_2$、6 - keto - PGF$_{1\alpha}$ 含量的影响[J].云南中医中药杂志,2014,35(6)：69 - 71.

[20] 陈华,沈晓峰,龚正丰,等.枳壳甘草汤治疗脊髓综合征药效学分析研究[J].颈腰痛杂志,2014,35(4)：250 - 253.

[21] 郝庆武,李宇卫.李宇卫教授治疗腰椎间盘突出症经验[J].中国中医急症,2015,24(6)：1010 - 1011.

[22] 孙江涛,李宇卫,沈晓峰,等.腰椎间盘突出症的中医药治疗近况[J].中国中医急症,2015,24(11)：1986 - 1988.

[23] 孙江涛,李宇卫,沈晓峰,等.中医络病学说与腰椎间盘突出症证治关系探析[J].中国中医骨伤科杂志,2016,24(7)：80 - 82.

[24] 孙江涛,李宇卫,沈晓峰,等.枳壳甘草汤对腰椎间盘突出模型大鼠炎症及退变的影响[J].中国中医急症,2016,25(8)：1488 - 1492.

[25] 蔡学峰,李宇卫.李宇卫教授运用祛风补肾汤治疗强直性脊柱炎经验介绍[J].中国中医骨伤科杂志,2017,25(3)：64 - 66.

[26] 孙方盛,李宇卫.经皮椎弓根螺钉内固定术治疗侧方应力型胸腰椎爆裂性骨折临床观察[J].河北中医,2017,39(1)：40 - 43.

[27] 段星星,李宇卫.PFNA 联合捆绑带治疗 Seinsheimer Ⅲ～Ⅴ型股骨粗隆下骨折疗效分析[J].长治医学院学报,2017,31(4)：283 - 284.

[28] 蔡学峰,李宇卫,徐如一.枳壳甘草汤在保守治疗胸腰椎压缩性骨折中的运用[J].吉林中医药,2017,37(12)：1215 - 1218.

[29] 陈会文,朱杰,李宇卫.加减苁蓉牛膝汤治疗腰椎间盘突出症临床观察[J].河北中医,2017,39(11)：1650 - 1652.

[30] 朱杰,李宇卫.强腰祛痛汤联合甲钴胺及塞来昔布治疗腰椎间盘突出症经皮椎间孔镜髓核摘除术后残留神经症状[J].中医正骨,2018,30(4)：63 - 64,68.

[31] 朱杰,李宇卫,向桂玲,等.枳壳甘草汤在腰椎间盘突出症患者经皮椎间孔镜下椎间盘髓核摘除术后应用的临床研究[J].河北中医,2018,40(5)：667 - 672.

[32] Shen XF, Li YW, Liang GQ. Anti - inflammatory effect of Wumen Zhike Gancao Decoction on rats with lumbar disc herniation associated with lipid metabolic disorder [J]. Medicinal Plant, 2019, 10(4)：24 - 33.

[33] 仓挺松,李宇卫.桡骨远端骨折切开复位内固定手术时修复旋前方肌与否对术后手功能的影响[J].临床合理用药杂志,2019,12(32)：190 - 191.

[34] 仓挺松,李宇卫.中药联合手术对腰椎间盘突出患者炎症及退变的影响[J].中国现代

医生,2019,57(2)：116-118.

[35] 戴高乐,李宇卫.腰椎管内黏液乳头型室管膜瘤1例[J].世界最新医学信息文摘,2019,19(99)：330-331.

[36] Zhou GZ, Li YW, Ni JP, et al. Role and mechanism of miR-144-5p in LPS-induced macrophages [J]. Exp Ther Med, 2020, 19(1)：241-247.

[37] Shen XF, Li L, Ma QH, et al. Pharmacokinetic study of eight bioactive components following oral administration of Zhiqiao Gancao decoction and observation of its clinical efficacy [J]. Biomed Chromatogr, 2020, 34(2)：e4706.

[38] 沈帆,李宇卫.颈痛汤联合塞来昔布及甲钴胺治疗神经根型颈椎病30例[J].河南中医,2020,40(1)：92-95.

[39] Shen XF, Yu PF, Chen H, et al. Icariin controlled release on a silk fibroin/mesoporous bioactive glass nanoparticles scaffold for promoting stem cell osteogenic differentiation [J]. RSC Advances, 2020, 10(20)：12105-12112.

[40] 戴高乐,李宇卫.中西医对腰椎间盘突出症与骨质疏松症合并发病的原因分析及治疗对策[J].中国中西医结合杂志,2020,1-3.

二、著作

(一) 龚正丰

[1] 编委.中华医道.骨伤专辑[M].北京：中国中医药出版社,1995.

[2] 编委.老年软组织损伤学[M].北京：人民卫生出版社,1996.

[3] 主编.老年疾病手法治疗学[M].北京：中国科学技术出版社,1998.

[4] 主编.吴门马氏喉科荟萃[M].1~3版.南京：江苏科学技术出版社,2013.

[5] 主编.龚正丰骨伤学术经验荟萃[M].1~3版.南京：江苏科学技术出版社,2014.

[6] 主审.腰椎间盘突出症——重吸收现象与诊疗研究[M].1~3版.南京：江苏科学技术出版社：2011,2012,2014.

(二) 姜宏

[1] 主编.腰椎间盘突出症——重吸收现象与诊疗研究[M].1~4版.南京：江苏科学技术出版社,2011-2016.

[2] 主编.破裂型腰椎间盘突出症——MRI分析/临床转归预测/诊疗策略[M].南京：江苏科学技术出版社,2017.

[3] 编委.现代脊柱外科学[M].北京：世界图书出版公司,2017.

[4] 名誉主编.巨大/游离型腰椎间盘突出症非手术治疗的病例研究[M].苏州：苏州大学出版社,2018.

(戴宇祥、吴黎明、冯秋香、王琦、马岗、李晓春、陆斌杰、徐铭、陈华、孙书龙、李红卫、张志刚、姜宏)

参考文献

［１］姜宏,刘锦涛,俞鹏飞.腰椎间盘突出症——重吸收现象与诊疗研究［M］.４版.南京：江苏科学技术出版社,2016.

［２］李红卫,张志刚.龚正丰骨伤学术经验荟萃［M］.南京：江苏科学技术出版社,2014.

［３］姚福年.苏州通史·中华人民共和国卷（1978—2000）［M］.苏州：苏州大学出版社,2019.

［４］施杞.中国中医骨伤科百家方技精华［M］.北京：中国中医药出版社,1991.

［５］薛己.正体类要［M］.上海：上海卫生出版社,1957.

［６］叶天士.未刻本叶氏医案［M］.上海：上海科学技术出版社,1963.

［７］叶天士.临证指南医案［M］.北京：中国医药科技出版社,2011.

［８］韩光,张宇舟.中国当代医学荟萃：第三卷［M］.长春：吉林科学技术出版社,1989.

［９］石筱山.正骨疗法［M］.北京：人民卫生出版社,1959.

［10］徐伟,孙钢,姜宏.运用吴门医派温病学说治疗苏州地区新型冠状病毒肺炎临证撷要——附验案２则［J］.江苏中医药,2020,52(4)：22－25.

［11］Cao, X. COVID－19：immunopathology and its implications for therapy［EB/OL］. Nat Rev Immunol (2020). https：//doi.org/10.1038/s41577－020－0308－3.

［12］欧阳八四.吴医与吴门医派［J］.西部中医药,2015,28(8)：35－36.

［13］王泷.基于易水学派的薛己研究［D］.北京：北京中医药大学,2018.

［14］任燕,金伟民.吴门医派络病理论祛邪活络法治疗腰痛［J］.长春中医药大学学报,2016,32(4)：786－788.

［15］杨欣欣,李坤莳,张楠,等.《未刻本叶氏医案》腰痛辨治特点［J］.河南中医,2019,39(4)：516－520.

［16］张楠,赵岩松.从《未刻本叶氏医案》浅谈叶天士治腰痛经验［J］.中国中医骨伤科杂志,2020,28(4)：80－82.

［17］欧阳八四,葛惠男.叶天士《临证指南医案》奇经病诊治探析［J］.江苏中医药,2017,49(8)：4－6.

［18］葛惠男.叶天士络病学说及其在内伤杂病中的应用［J］.南京中医药大学学报,2016,32(5)：409－412.

［19］葛云彬,周玲英,钱福元.脊椎骨折的治疗法［J］.中医杂志,1959(5)：58－59,71.

[20] 葛云彬,周玲英,钱福元.肩关节脱臼的复位手法[J].江苏中医,1958(1)：37－38.

[21] 陈益群,徐甄理.谈创伤骨折的中医药内治法[J].江苏中医,1990(4)：22－23.

[22] 陈益群.中西医结合治疗慢性骨髓炎——附40例临床小结[J].江苏中医杂志,1987(3)：28－29.

[23] 孙书龙,姜宏,吴黎明.葛云彬治疗腰腿痛经验总结[J].现代医药卫生,2018,34(21)：3265－3267.

后　记

是书为文成集，纯属偶然。无心插柳柳成荫。

2020年5月20日，徐俊华院长、党委马莉副书记召集我们开会，策划拍摄有关苏州市中医医院的宣传片，并邀请了拍摄组的几位专业人员一起集思广益。会上我谈了一点思路，这包括序幕、结尾、场景、人物、实物、音乐和话白等。最后大家一致认为，先从我们国家重点临床专科骨伤科开始拍摄。两位领导希望我重点参与策划，设计导演。要拍摄好一部宣传片，得先写出一个好的拍摄剧本。一周后我拿出初稿，接着马莉副书记又连续两次召集会议，进行深入讨论，提出修改意见。之后，我又数易其稿。

在动笔修改并思考那个拍摄剧本时，我回望苏州市中医医院骨伤科建科64年以来的历史天空——科室的人与事物，犹如在脑海中重放一部纪录片，一幕幕展示过来，虽有些模糊甚而断片，但轮廓还在。我从中还"收获"了意想不到的"副产品"，即手头的这本《吴门医派骨伤科发展史略》。

曾经发生过的事情不会忘记，只是想不起来而已？

不瞒你说，是书从思路产生，到完成初稿，不到两个月。这是因为，在繁忙的临诊之余，我一鼓作气，夜以继日，集中精力，以至于忘乎所以，认真钻了进去，现在又跳了出来。回头看这本文集，它究竟能得多少分？应由读者来打分。坦率地讲，如有60分，我就心满意足了。总有一些梦不能圆，在心中留下遗憾。

记得晋代名医葛洪在《神仙传》中载有："仙女麻姑对仙人王方平说，'我们相见以来，东海已经三次变为桑田！'"是啊，我与骨伤科一起走过了38个春秋，亦是骨伤科发展的见证者和亲历者。"看似寻常最奇崛，诚如容易却艰辛""天若有情天亦老，人间正道是沧桑"，这也是我们吴医骨伤科人所走过的发展道路。

一个专科书写自己的发展历程，在业界为数不多。苏州市中医医院骨伤科是吴门医派骨伤流派的主阵地，它不但传承了葛氏伤科，而且还兼收并蓄楚氏、闵氏伤科和上海三大伤科流派的一些特色。因此，在编写过程中力争做到简要、平直、务实、求是八个字，让历史说话，用史实发言，将过往熔铸于铅字，并以此抛砖引玉，而并非示范。是书的内容不够齐全，也不具备"史"的水平，权且名为"史略"。由于时间的限制，挂一漏万，错误谬论，在所难免，未收集到的史料或人事物，有待日后弥补，敬希见谅。

文字和图片，会帮人们记住——他们和我们的时代。

是书不是简单地回望过去。"向前看"与"向后看"，同等重要。回望过去，是为了更好地面向未来；铭记历史，才能赢得未来。

在是书即将付梓之际，首先要衷心感谢国医大师、广西中医药大学原校长韦贵康教授在百忙之中抽出宝贵的时间，主审全文，挥笔作序。他对是书给予充分的肯定与鼓励："首先，是书基于事实，致敬先辈。书所列举的事件与人物是实实在在的，实属筚路蓝缕，奋斗创业。"韦贵康教授从字里行间，点赞了以苏州市中医医院骨伤科为主要代表的吴门医派骨伤流派及其数代人的奋斗历程。

其次，要诚挚感谢上海科学技术出版社的领导和编辑部的老师，特别是陈玲玲编辑，她为此辛勤工作和努力付出，对是书的问世可谓功不可没。

最后，要特别感谢我的团队的大力支持与帮助，他们在书里和书外、现在和将来，均是吴门医派骨伤流派传承发展中的主角。

姜 宏

2020 年 6 月 30 日于苏州市中医医院
2020 年 7 月 24 日修改

一、会 议 篇

北京中医学会舉行宴会招待全國各地來京名中医師

北京中医学会为了欢迎各地來京参加中医研究院工作的名中医，於 1956 年 3 月 4 日举行宴会。

來自上海南京各地的中医有：長沙郑守謙、徐季含、黄坚白、西安黄竹齋、武漢楊樹千、上海陈苏生、唐亮臣、苏州金昭文、錢伯煊、葛雲彬、南京時逸人、陈邦賢、揚州耿鑑庭、浙江謝誦穆、杭州章文貴、成都王文鼎、蒲輔周、冉雪峰、杜自明、王樸誠、王伯岳、重慶沈仲圭、江西趙惕蒙、都应邀出席了宴会，其中有不少是全國中医界知名的耆宿。

出席宴会的还有中華人民共和國衛生部部長助理郭子化、漆魯魚，中医司司長薛和昉、中医顧問章次公、秦伯未、科長魏志賢、北京市衛生局顧德副局長，祝興業科長，王甲午科長等。

中華医学会副理事長方石珊，中医研究院院長魯之俊，副院長田潤芝，內科研究所副所長李振三，外科研究所副所長汪絲益，中葯研究所副所長師勁夫，中医研究院附屬医院院長苏友潤等及北京中医耆宿施今墨、袁鶴儕、張菊人都应邀作陪。

北京中医学会主任委員趙樹屏、副主任委員白嘯山、董德懋、哈玉民、于道济及工作委員均出席招待。

会上首由趙樹屏、白嘯山致欢迎詞，郭部長助理也在会上講了話，郭部長助理在談話中指出这一宴会是具有全國中西医空前大团結的意义，鼓励大家要負起党和政府交給每个医务工作者發揚祖國医学文化遺產这一光榮而偉大的任务，号召中西医共同努力向科学進軍，以達到趕上或超过世界医学科学水平。

宴会在中西医团結愉快的气氛中進行。

1956 年北京中医学会宴请全国各地进京参加中国中医研究院工作的报道（葛云彬在列）

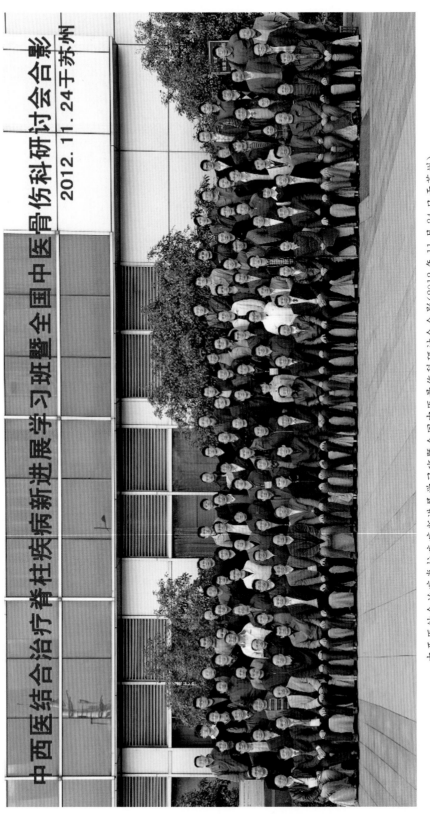

中西医结合治疗脊柱疾病新进展学习班暨全国中医骨伤科研讨会合影（2012年11月24日于苏州）

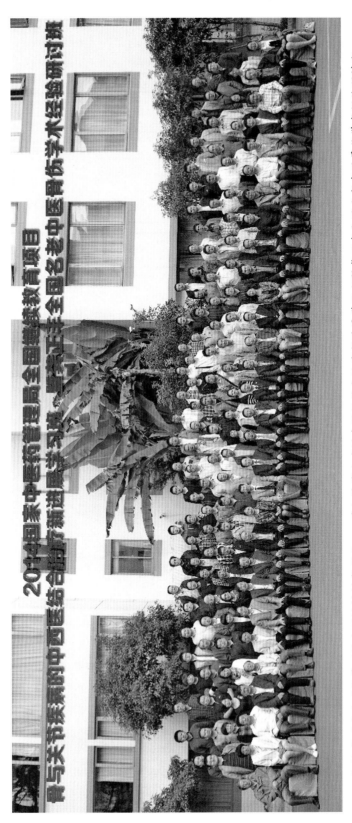

2014 年国家中医药管理局全国继续教育项目——骨与关节疾病的中西医结合治疗新进展学习班暨柴正丰全国名老中医骨伤学术经验研讨班

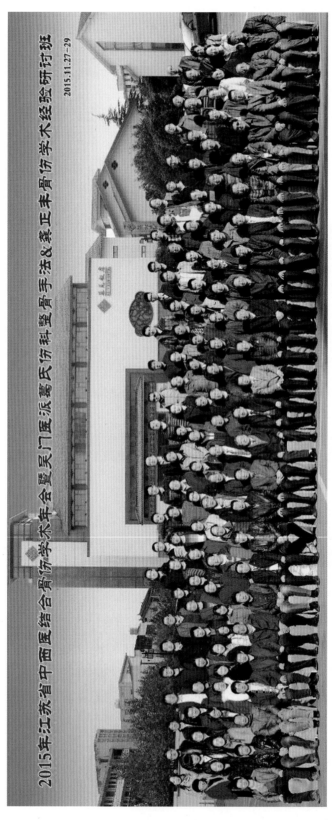

2015年江苏省中西医结合骨伤学术年会暨吴门医派葛氏伤科整骨手法＆龚正丰骨伤学术经验研讨班

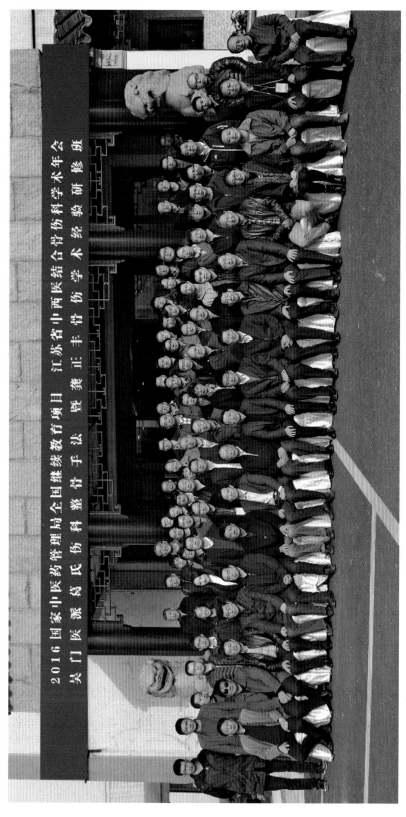

2016年国家中医药管理局全国继续教育项目——江苏省中西医结合骨伤科学年会暨吴门医派葛氏伤科整骨手法暨龚正丰骨伤学术经验研讨班

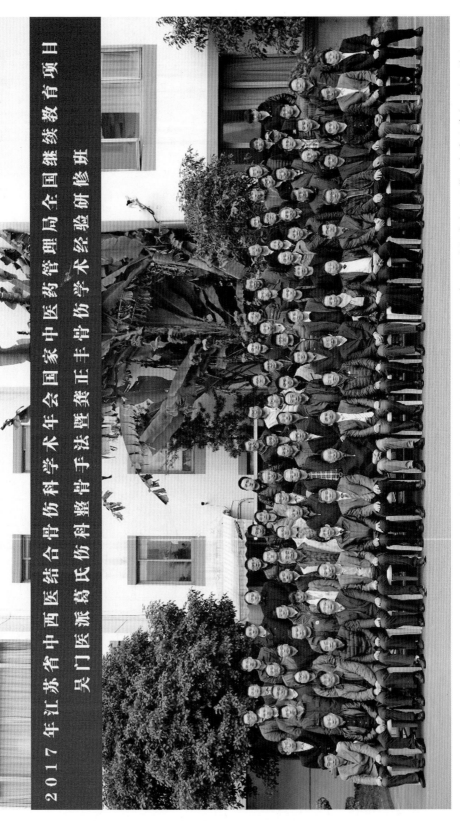

2017 年江苏省中西医结合骨科学术年会国家中医药管理局全国继续教育项目——吴门医派葛氏伤科整骨手法暨纠正手骨伤学术经验研修班

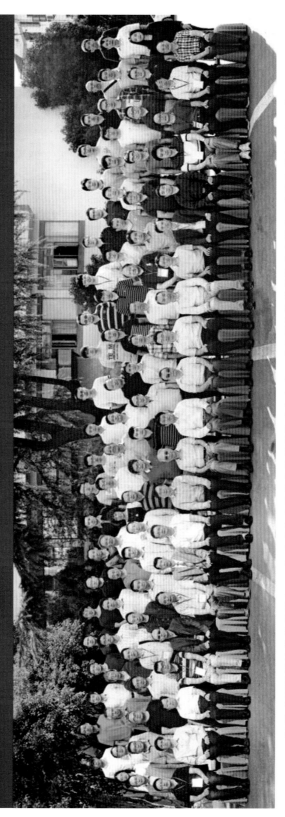

2018年国家级继续教育项目——江苏省中西医结合骨伤科学术年会吴门医派葛氏伤科整骨学术经验研修班

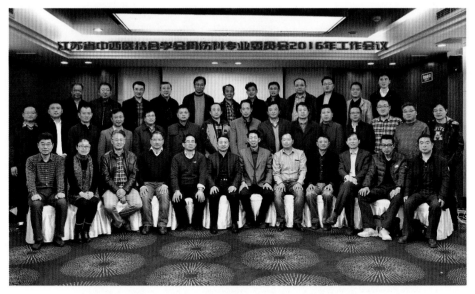

江苏省中西医结合学会骨伤科专业委员会 2015 年工作会议

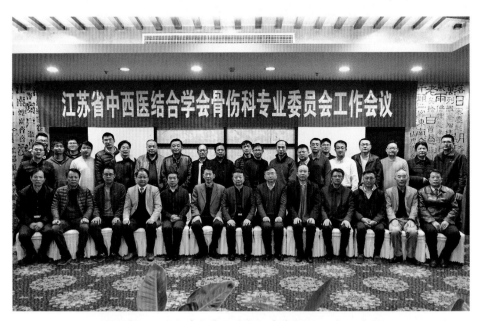

江苏省中西医结合学会骨伤科专业委员会 2019 年工作会议

二、科 室 篇

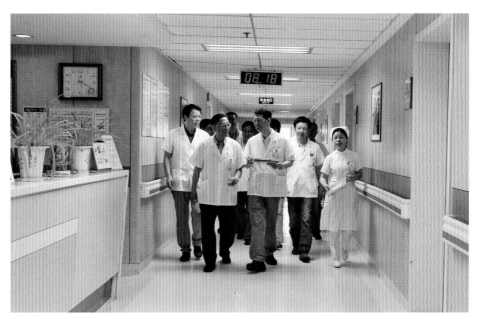

龚正丰、姜宏带领科室成员查房

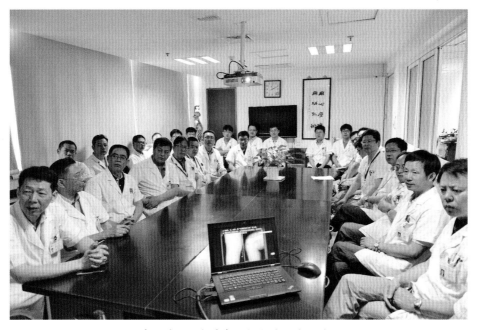

骨伤科全体成员在示教室进行病例讨论

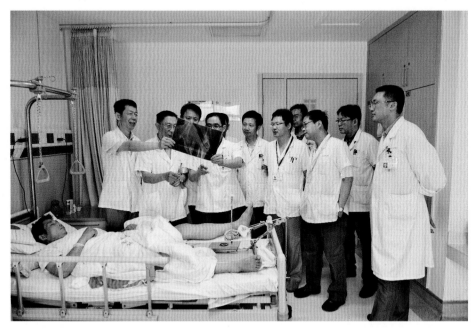

龚正丰、姜宏带领科室成员在查房

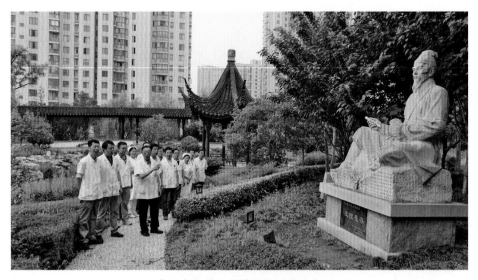

龚正丰为科室成员讲解医家历史

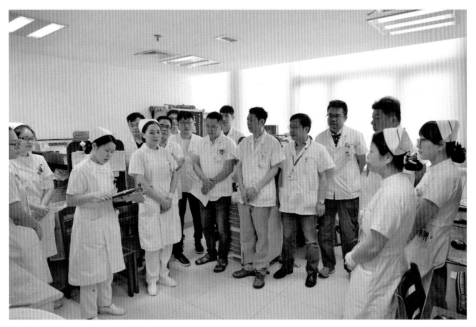

姜宏在主持病区交班

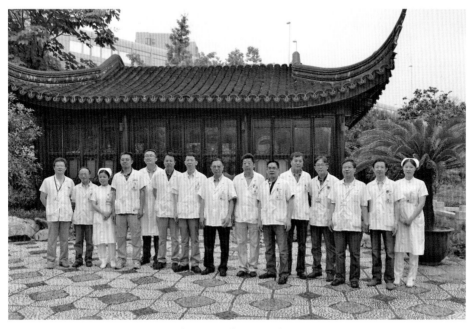

苏州市中医医院骨伤科成员合影(一)

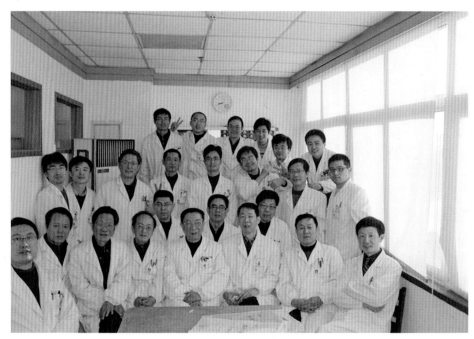

苏州市中医医院骨伤科成员合影(二)

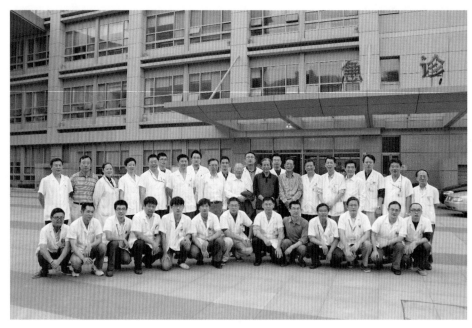

苏州市中医医院骨伤科成员合影(三)

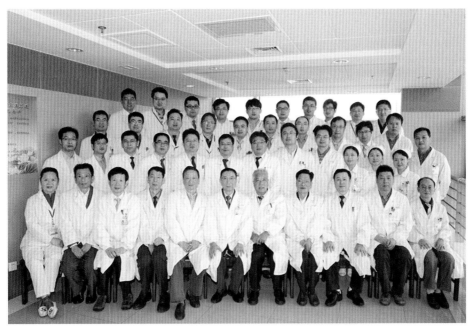

苏州市中医医院骨伤科成员合影（四）

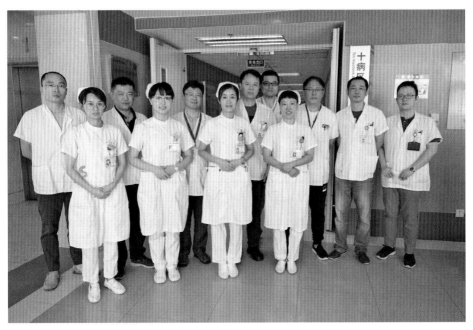

苏州市中医医院骨伤科成员合影（五）

三、人物篇

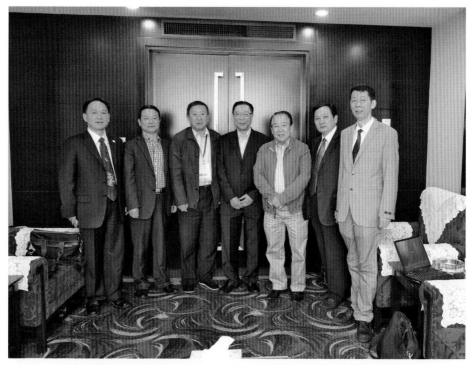

左起为，黄桂成、黄亚博、肖鲁伟、龚正丰、唐天驷、杨惠林、姜宏

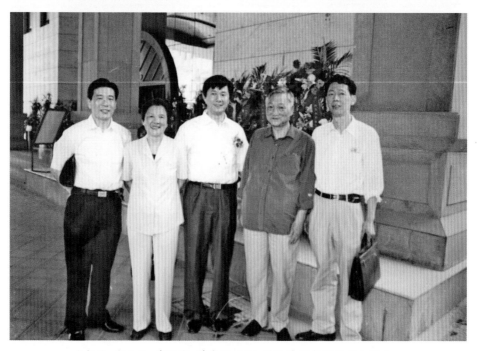

左起为，安全民、费国勤、葛惠男、顾大钧和姜宏在苏州市会议中心

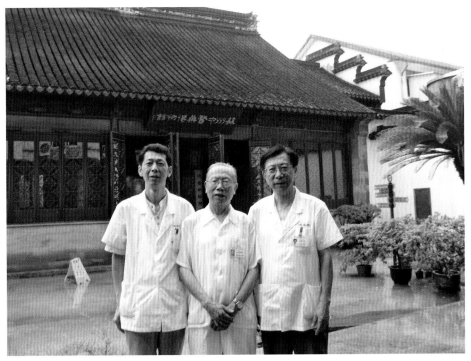

苏州市中医医院骨伤科三代科主任合影（左起姜宏、陈益群、龚正丰）

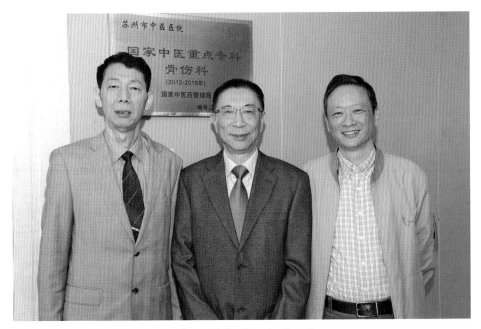

左起为，姜宏、龚正丰、惠祁华

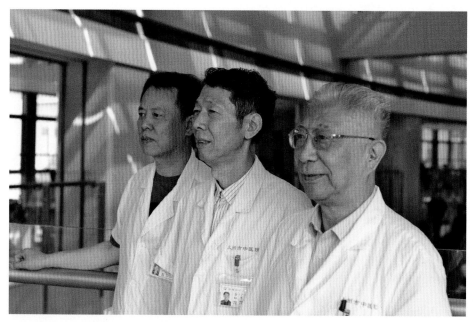

苏州市中医医院骨伤科三代科主任合影（左起李宇卫、姜宏、龚正丰）

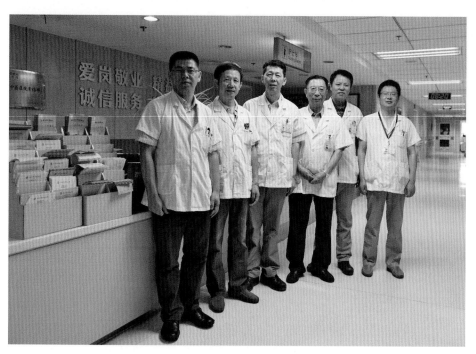

左起为：孟祥奇、陈咏真、姜宏、龚正丰、李宇卫、李红卫

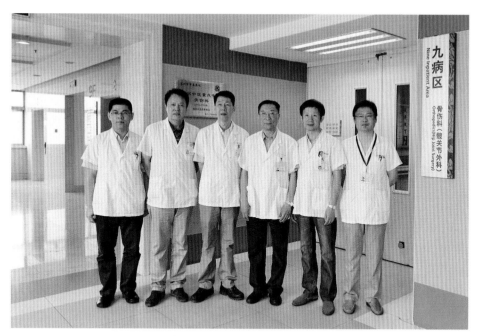

左起为，孟祥奇、李宇卫、姜宏、龚正丰、陈咏真、李红卫

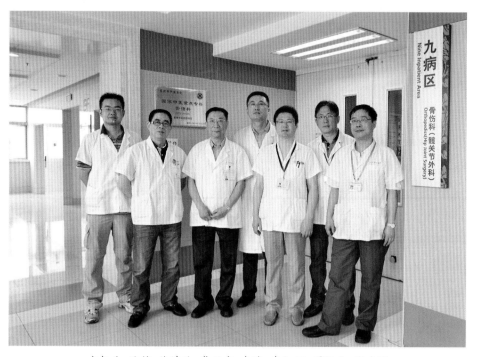

左起为，陆桢、徐坤林、龚正丰、俞峰、李红卫、夏凯文、张志刚

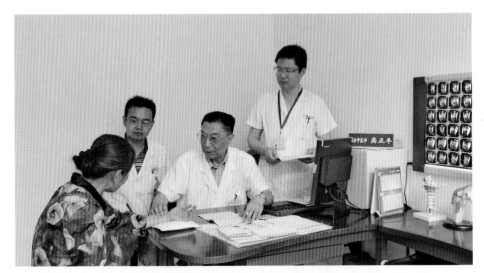

龚正丰在专家特需门诊诊治患者

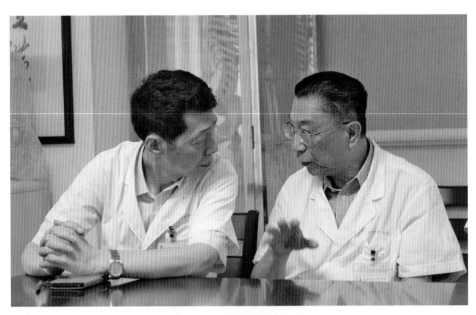

龚正丰与姜宏在讨论工作

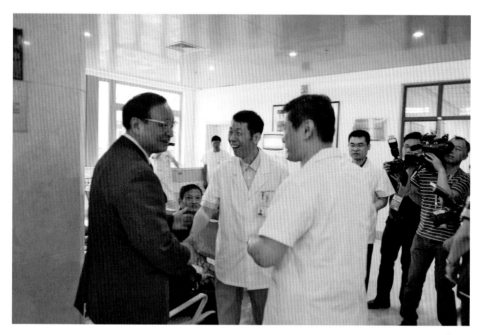

2016 年 6 月国家卫计委副主任、国家中医药管理局局长王国强陪同
中东欧 16 国卫生部长来苏州市中医医院骨伤科考察

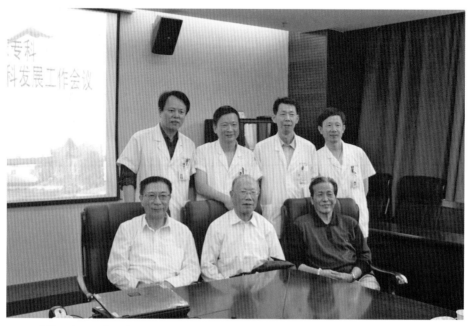

前排左起为：龚正丰、陈益群、邬振和；后排左起为：李宇卫、惠祁华、姜宏、陈咏真

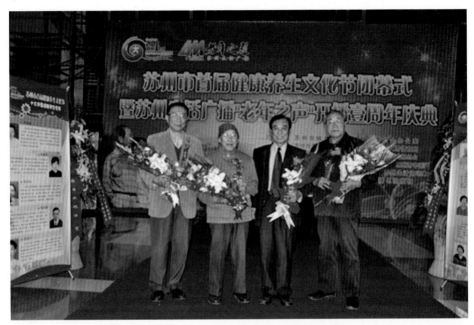

龚正丰于苏州市首届十佳养生大师表彰大会

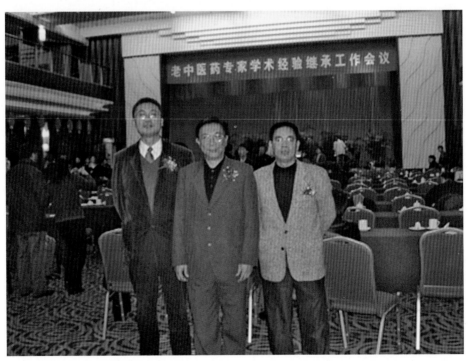

第三批全国老中医药专家学术经验继承工作拜师仪式中龚正丰和弟子徐坤林、俞峰

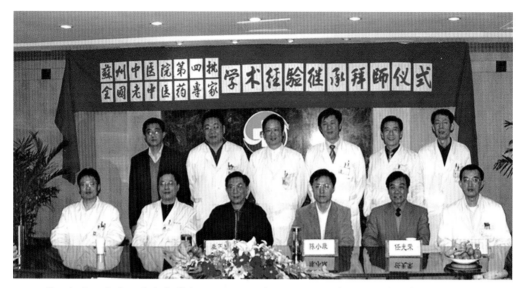

第四批全国老中医药专家学术经验继承工作拜师仪式上,龚正丰和弟子李红卫、张志刚

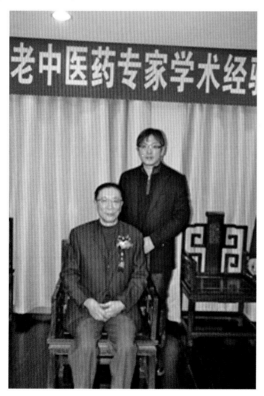

第五批全国老中医药专家学术经验继承
工作拜师仪式龚正丰和弟子夏凯文

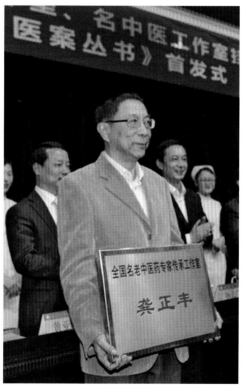

龚正丰在全国名老中医药
专家传承工作室挂牌仪式

四、报 道 篇

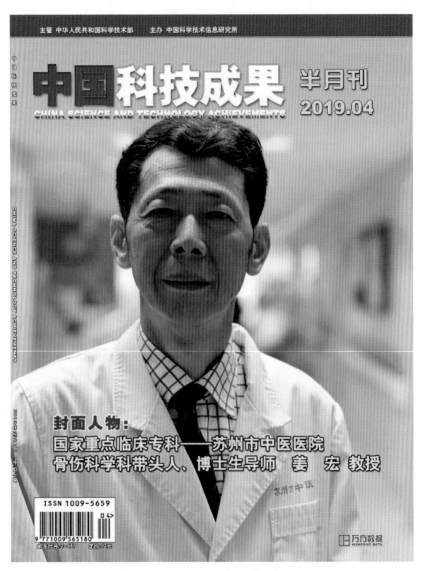

主管 中华人民共和国科学技术部　主办 中国科学技术信息研究所

中国科技成果

中国 科技成果 半月刊

CHINA SCIENCE AND TECHNOLOGY ACHIEVEMENTS

2019.04

CHINA SCIENCE AND TECHNOLOGY ACHIEVEMENTS

封面人物：

国家重点临床专科——苏州市中医医院
骨伤科学科带头人、博士生导师 姜 宏 教授

ISSN 1009-5659

04>

9 771009 565180

姜宏荣登 2019 年度《中国科技成果》封面人物

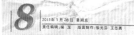

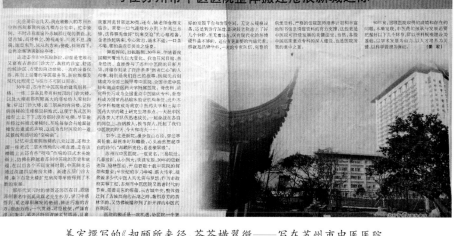

姜宏撰写的《却顾所来径，苍苍横翠微——写在苏州市中医医院整体搬迁沧浪新城之际》发表于《中国中医药报》

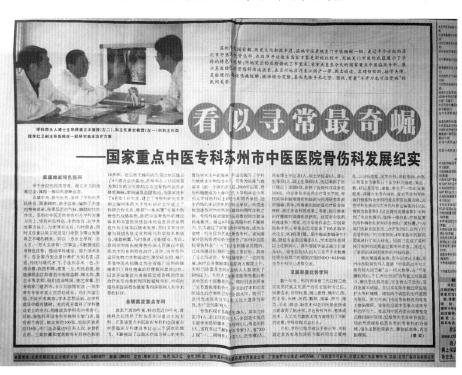

姜宏撰写的《看似寻常最奇崛——国家重点中医专科苏州市中医医院骨伤科发展纪实》发表于《中国中医药报》

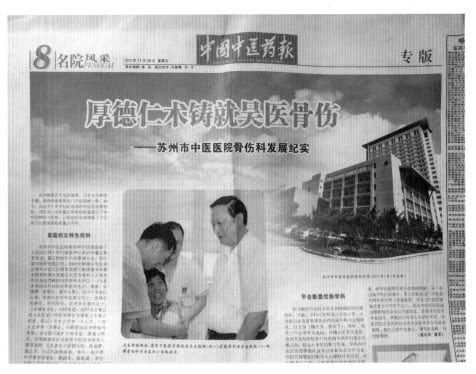

惠礽华、潘军撰写的《厚德仁术铸就吴医骨伤——苏州市
中医医院骨伤科发展纪实》发表于《中国中医药报》

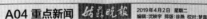

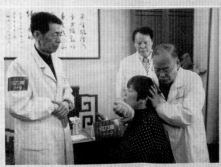

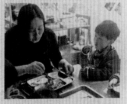

陆珏撰写的《找到颈椎病的"靶点"——全国名
中医来苏展示清宫正骨手法》发表于《姑苏晚报》